Mmes GAUTIER-LACAZE et D. JOUET

GUIDE PRATIQUE

DE LA

GARDE-MALADE

ET DE L'AMBULANCIÈRE

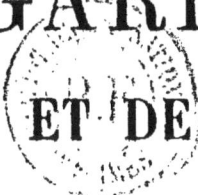

TOME XII

COURS SUR LES AMBULANCES

CROIX-ROUGE FRANÇAISE

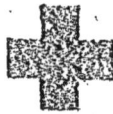

BORDEAUX

FERET ET FILS, ÉDITEURS

15, COURS DE L'INTENDANCE, 15

1904

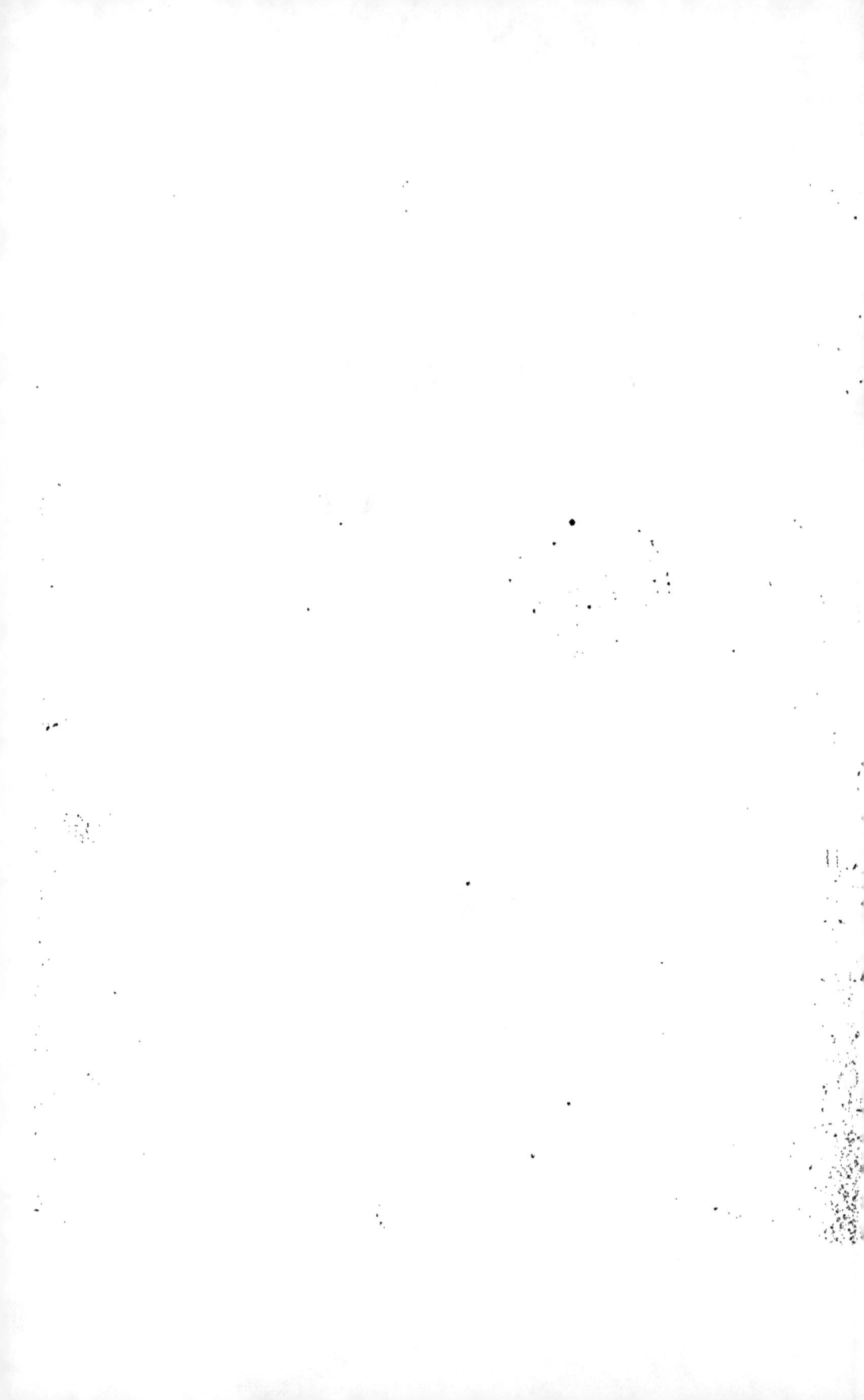

GUIDE PRATIQUE

DE LA GARDE-MALADE

ET DE L'AMBULANCIÈRE

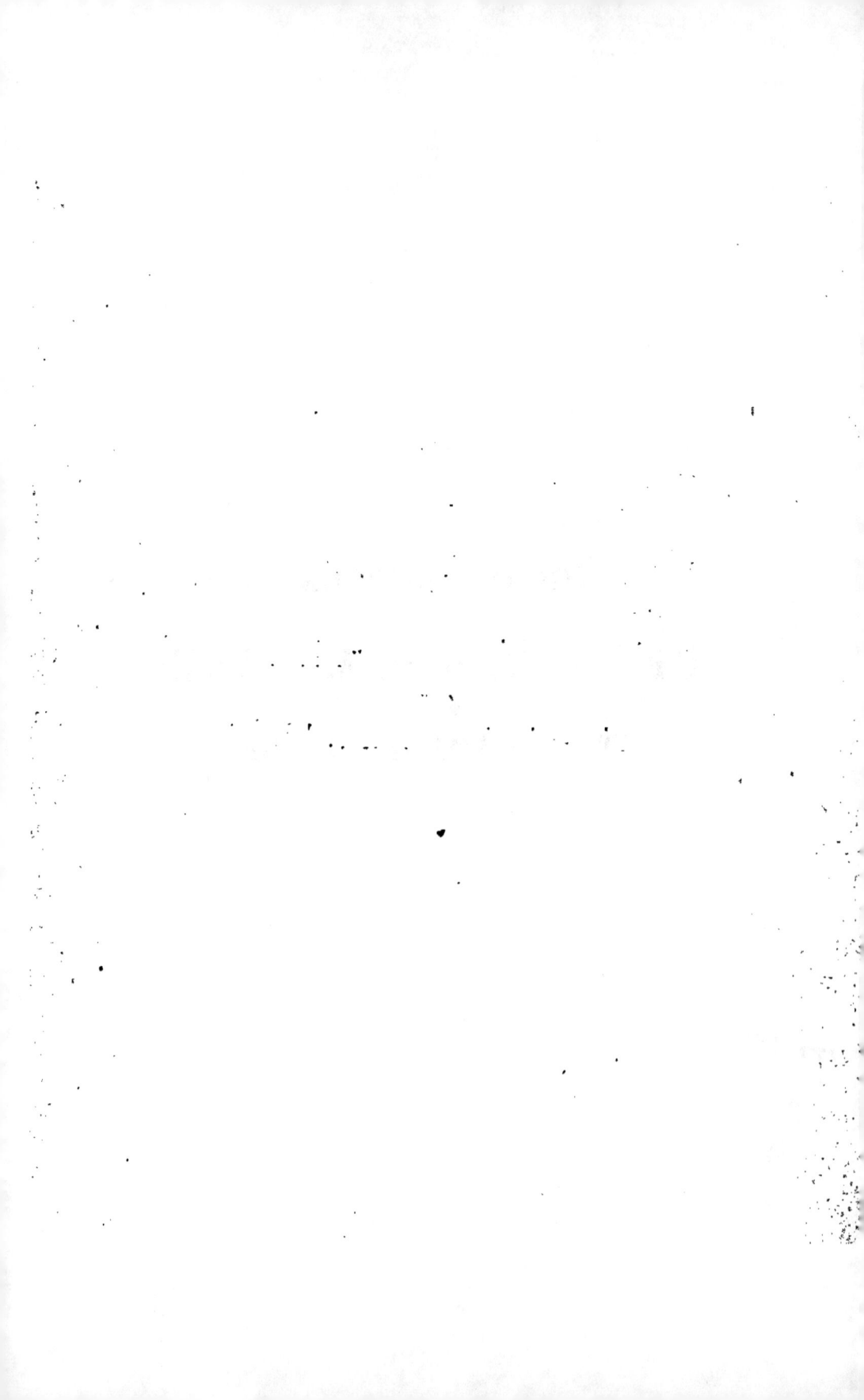

Mmes GAUTIER-LACAZE et D. JOUET

GUIDE PRATIQUE

DE LA

GARDE-MALADE

ET DE L'AMBULANCIÈRE

TOME XII

COURS SUR LES AMBULANCES

CROIX-ROUGE FRANÇAISE

BORDEAUX

FERET ET FILS, ÉDITEURS

15, COURS DE L'INTENDANCE, 15

1904

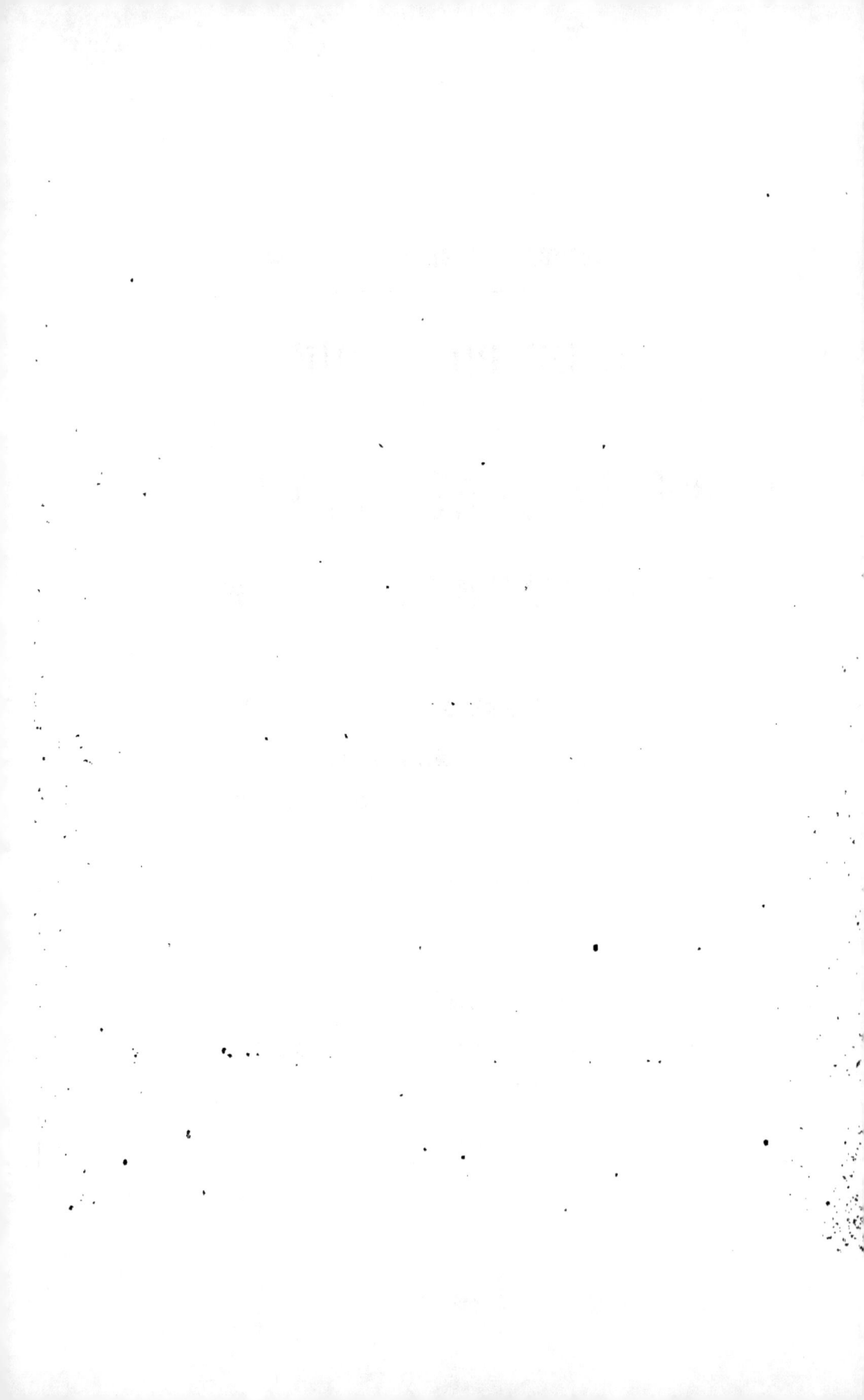

A NOTRE CHÈRE MAITRESSE ET AMIE

MADAME GROSS-DROZ

HOMMAGE DE PROFONDE RECONNAISSANCE

AFFECTUEUX SOUVENIR

V. GAUTIER-LACAZE.

J. JOUET.

Mai 1904.

INTRODUCTION

1. En 1859, pendant la guerre d'Italie, un grand philanthrope, M. Henri Dunant, traversant le champ de bataille de Solférino,

2. fut frappé de pitié en voyant 40,000 hommes à terre, blessés ou morts sans avoir reçu aucun secours.

Sa grande âme en fut émue, et la vue de cette scène de carnage lui suscita l'idée de fonder une œuvre humanitaire destinée à secourir les victimes de la guerre.

Il communiqua ses idées à la Société genevoise d'utilité publique, dont il était membre. Ses inspirations généreuses trouvèrent de l'écho parmi ses collègues, et M. Gustave Moynier, président de cette Société, fit un appel à tous les philanthropes, à toutes les Associations charitables, à tous les Gouvernements du monde entier, pour assister à une Conférence internationale.

3. A la suite de cette réunion, naquit à Genève, le 22 août 1864, la Société de secours aux blessés militaires des armées de terre et de mer.

Le résultat de cette convention fut la neutralisation des blessés, des locaux qui les recueillent, du matériel qui leur est affecté, ainsi que des médecins, du personnel, des ministres des différents cultes, porteurs des insignes de la Société.

Il fallait un signe de ralliement. On inversa les armoiries de la Confédération helvétique et la Croix rouge sur fond blanc fut adoptée comme symbole de fraternité et de sauvegarde des blessés.

4. La France, dans la personne de M. Drouyn de Luys, ministre des Affaires étrangères, fut une des premières à adhérer à cette Société née sous l'inspiration d'idées chrétiennes et humanitaires.

5. En 1870, la Croix-Rouge fit ses premières preuves. Elle eut à subir de nombreuses critiques inhérentes au début d'une œuvre aussi considérable. Ce fut le point de départ d'importantes modifications. Actuellement, la Société est complètement organisée et appelée à seconder le service des armées en campagne auquel elle est intimement liée.

6. Différentes Sociétés d'assistance aux blessés se sont formées en France.

La première, la plus ancienne, est la Société de secours aux blessés militaires des armées de terre et de mer; les deux autres, créées plus récemment, sont : l'Association des Dames françaises et l'Union des Femmes de France; toutes trois reconnues également d'utilité publique et réunies sous le nom générique de Croix-Rouge française.

En temps de paix, chaque Société est représentée auprès du ministre de la Guerre par un membre délégué de son Conseil supérieur et se subdivise en délégations régionales correspondant aux divers corps d'armée.

En temps de guerre, ces Sociétés sont placées sous l'autorité du Service de santé militaire et soumises aux mêmes règlements.

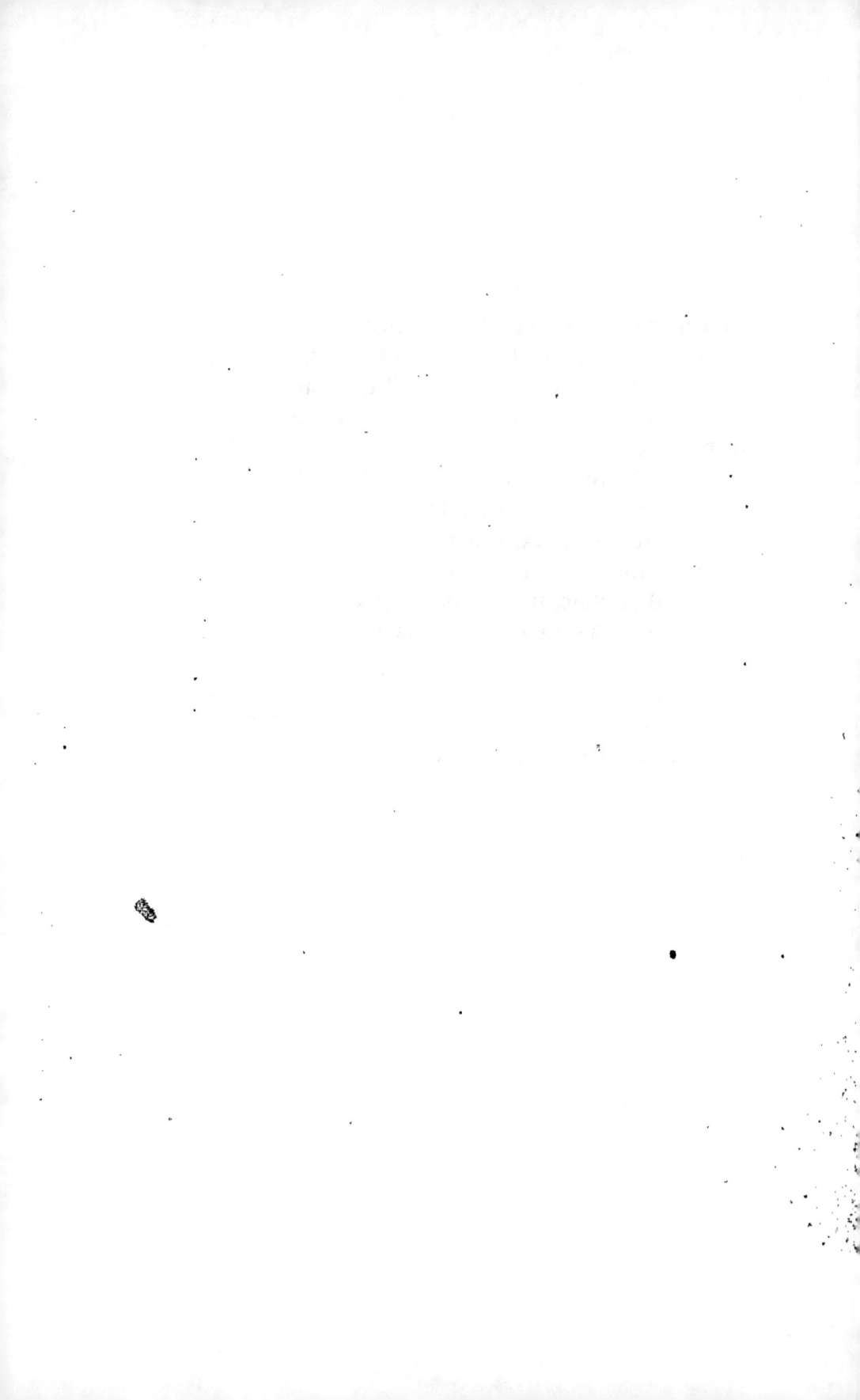

PREMIÈRE PARTIE

SERVICE DE L'AVANT

MATÉRIEL DU SERVICE
DE SANTÉ MILITAIRE EN CAMPAGNE

7.   Le Service de santé de l'armée est chargé de prévoir, de préparer et d'exécuter tout ce qui concerne la santé des troupes; de soigner sur place les malades et les blessés et, afin d'éviter l'encombrement, de faire évacuer vers l'arrière, aussi rapidement que possible, ceux qui sont transportables.

Pour atteindre ce but, le Service de santé dispose d'un matériel dont nous allons étudier les principales ressources et qui est distribué suivant trois échelons importants :

8.   1° Le service régimentaire;

2° Le service des ambulances;

3° Le service des hôpitaux de campagne.

9. Le matériel du service régimentaire est organisé par bataillon.

Chaque bataillon est doté d'une voiture médicale régimentaire pourvue de tout ce qui est rigoureusement indispensable aux premiers secours et qui permet d'organiser, pendant ou à la fin de l'action, le *poste de secours*.

Le matériel des ambulances a pour type l'ambulance n° 1 ou ambulance divisionnaire affectée à chacune des deux divisions que comporte le corps d'armée.

Il existe une troisième ambulance, appelée ambulance de corps ou de quartier général, dont la mission est non seulement de soigner les blessés, comme les ambulances divisionnaires, mais encore de permettre le réapprovisionnement des formations sanitaires préalablement engagées — postes de secours, ambulances divisionnaires — et, dans certains cas d'encombrement, de venir assister une ambulance divisionnaire particulièrement chargée.

10. Nous prendrons pour type la composition de l'ambulance n° 1.

Cette ambulance comprend :

    Une voiture pour le personnel non monté;
    Deux voitures de chirurgie;
    Deux voitures d'administration;

Plusieurs fourgons du Service de santé transportant les approvisionnements de réserve pour l'ambulance ainsi que les vivres;

Des fourgons avec le matériel d'ambulance, tentes, brancards, etc.;

Des petites voitures à deux roues;

Des grandes voitures à quatre roues, pour le transport des blessés;

Trente-trois mulets de bât se répartissant en vingt porteurs de cacolets, dix de litière, un d'outils et deux haut-le-pied.

La voiture de chirurgie actuelle, d'un modèle lourd et encombrant, est attelée de quatre chevaux; elle pèse, vide, 1,040 kilos; chargée, 1,850 kilos. Elle se divise en deux parties :

Dans la partie antérieure se trouvent deux armoires dont les portes de fer se développent des deux côtés de la voiture et qui contiennent chacune quatre paniers de pansement.

Ces paniers, numérotés de 0 à 4, renferment les appareils de lavage, les pansements simples, les pansements pour opérations, les sarreaux, les objets de propreté, coton en nappes ou en bandes, etc.

Dans la partie postérieure, on a ménagé de

chaque côté des tiroirs et des casiers s'ouvrant à l'intérieur, contenant la pharmacie, les instruments de chirurgie, la table d'opération, les coussins, les bandages, les toiles métalliques, les pièces de pansement, les lampes pour la recherche des blessés.

Sous le siège, on place le réservoir à eau et, sur le toit, quatre brancards avec bretelles.

Les voitures d'administration sont également attelées à quatre chevaux. Leur poids est de 1,100 kilos vides, et de 1,550 kilos chargées. Les deux parties qui les divisent contiennent les archives, des imprimés, des objets de bureau, des bourgerons, des tabliers, des serviettes, des torchons, des lanternes et des ustensiles pour les repas. Sous le siège se trouvent deux réservoirs pour l'eau et le vin, des coffres pour les denrées et les ustensiles de cuisine.

Suivent ensuite :

1° Des fourgons portant la réserve des voitures de chirurgie : brancards, bretelles, tonnelets, une chapelle de campagne; deux sacs complets d'ambulance, des sacoches, des musettes à pansement, des lanternes marines, des fanions nationaux et de neutralité, des couvertures et une tente d'ambulance système Tollet;

2° Des fourgons à vivres portant deux jours de vivres du sac, biscuits, riz, légumes, conserves, café, etc. Un jour d'avoine pour les chevaux.

TENTES ET BARAQUEMENTS

11. La tente d'ambulance, système Tollet, mesure 9 mètres de long sur 5 mètres de large et 3 mètres de haut. Elle est de forme ovale, peut abriter huit à dix hommes couchés et servir au besoin pour les opérations. Une double enveloppe, toile à l'extérieur, coton à l'intérieur, y entretient une fraîcheur suffisante. L'air est renouvelé par des ouvertures fermées au moyen de grosse toile à larges mailles.

Cette tente se trouve aussi dans le service d'hôpital, mais les dimensions en sont beaucoup plus considérables puisqu'elle peut contenir 28 lits : elle sert aux hôpitaux d'évacuation et aux hôpitaux de campagne temporairement immobilisés.

12. La tente Herbet, à doubles parois, est pourvue de fenêtres et peut être chauffée. Elle contient 12 grands lits et pèse 1,200 kilogrammes.

13. La tente, système Tortoise, est portée par un

2.

fourgon ordinaire. Pendant la route, elle est roulée au-dessus de la voiture et lui sert de bâche de couverture. Elle a l'avantage de se monter et de se démonter très facilement. Quatre hommes suffisent pour l'établir en dix minutes au moyen de 16 bâtons de tente (voir fig. 1 et 2).

Le fourgon demeure au milieu en guise de support et sert d'armoire pour les effets, les objets de pansement, etc.

Cette tente mesure 7^{m}20 de long, 6^{m}50 de large, 2^{m}60 de haut, et pèse, démontée, 90 kilogrammes. Elle peut abriter 30 hommes. Elle a l'inconvénient d'être très chaude pendant l'été, malgré les lucarnes ménagées sur les grands côtés.

14. Aux divers systèmes de tente sont joints des établissements plus stables, quoique mobiles, appelés baraquements.

Deux types sont adoptés par le ministère de la Guerre : le système Dœcker et le système Espitalier.

Comme pour la tente Tollet, il existe deux modèles de baraquements : le plus petit pour les ambulances, le plus grand pour l'hospitalisation. Ce dernier type mesure 15 mètres de long et cube 295 mètres. Il peut contenir 16 lits

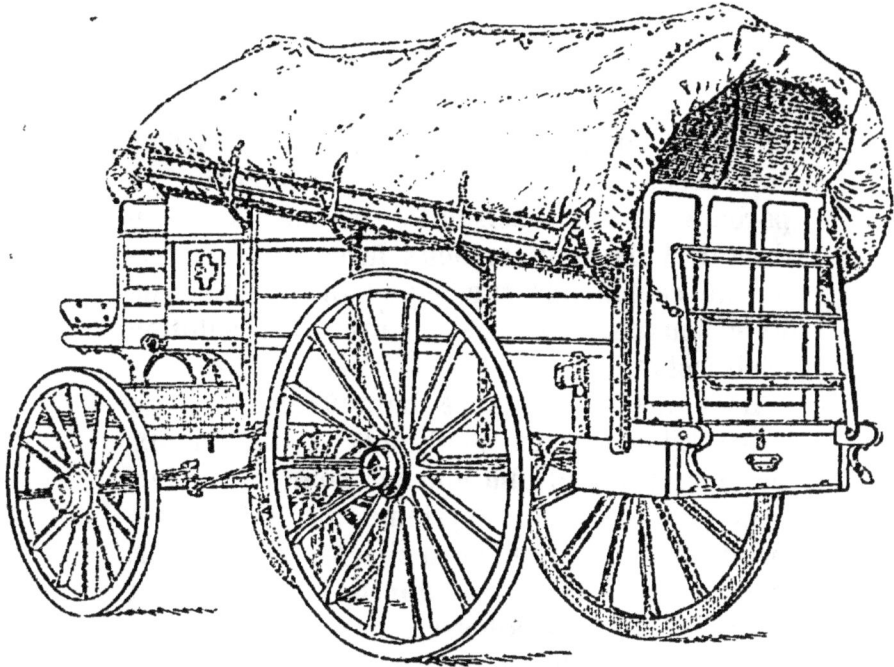

FIG. 1. — Fourgon-tente Tortoise.

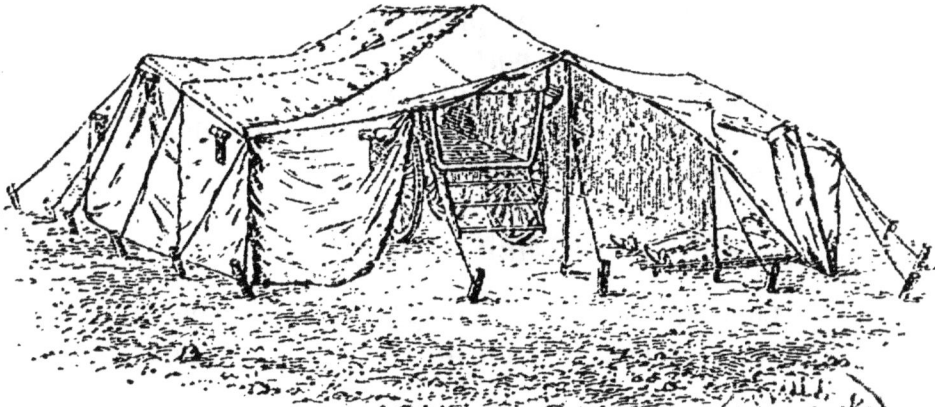

FIG. 2. — Tente Tortoise déployée.

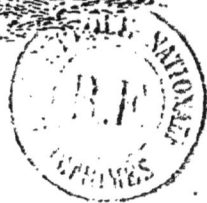

et un seul poêle suffit pour le chauffer. Le matériel est enfermé dans 16 caisses qui, vides, sont assemblées pour former le plancher. Les parois et le toit consistent en panneaux ou cadres de bois dont les deux faces sont couvertes de cartonnage sur lequel on a collé une toile pouvant être lessivée avec une solution désinfectante.

Le poids total de ce baraquement est de 3,600 kilogrammes et il faut au moins six hommes pendant une journée pour le monter.

Le baraquement, système Espitalier, est beaucoup plus grand et sa charpente est en fer. Il faut douze hommes pour le monter et son poids est de 6,000 kilogrammes.

15. Le matériel des hôpitaux de campagne, essentiellement sédentaire puisqu'il est destiné à l'hospitalisation sur place, ne comporte aucun moyen de transport.

Il comprend tout ce qui est nécessaire pour coucher, traiter, alimenter 100 blessés pendant trois mois.

FONCTIONNEMENT DU SERVICE

Lorsque l'action est engagée, bien dessinée, le plus souvent à la fin du combat, les postes

de secours sont organisés à 1,000 mètres au
moins de la ligne de feu, en arrière des réserves de régiment, à l'abri, autant que possible,
des bombes et des obus fusants, derrière des
obstacles élevés, à proximité de l'eau et des
chemins, évitant les hautes maçonneries et tout
ce qui peut attirer le feu de l'ennemi, sur un
sol assez mou pour que les obus s'y enfoncent.

Les brancardiers régimentaires, commandés
par leurs gradés et dirigés par les médecins
auxiliaires, vont à la recherche des blessés
qu'ils rencontrent généralement agglomérés
derrière les replis de terrain où ils se sont traî-
nés.

16.   Ces groupement portent le nom de « nids
de blessés », de poste-abri, et pourront, le combat terminé, servir de noyau à un premier
poste de secours.

17.   Entre les postes de secours et l'ambulance
divisionnaire, se trouvent les relais d'ambulance, points de jonction entre les postes de secours et l'ambulance.

Les ambulances s'établissent dans les mêmes conditions, mais à 1,800 mètres au moins
de l'ennemi.

Si l'on ne trouve pas d'habitations suffisam-
ment à l'abri du feu, on choisira des obsta-

cles naturels, en évitant toutefois les terrains
graveleux, pierreux ou parsemés de rochers,
les bouquets d'arbres dont les branches bri-
sées pourraient être dangereuses.

Pendant la marche en avant, les secours
sont donnés par les médecins, les infirmiers
et les brancardiers. Tout en suivant les mou-
vements, ils relèvent les blessés et les réunis-
sent dans un lieu abrité, près d'une route, pour
permettre aux voitures d'ambulance d'appro-
cher.

18.   Lorsqu'une ambulance reçoit l'ordre de s'établir, le médecin-chef fait placer ses voitures à
proximité des routes et voies de communication, en évitant tout encombrement de ces dernières.

Les brancardiers (musiciens, ouvriers tail-
leurs, cordonniers) parcourent le champ de
bataille pour transporter les blessés au poste
de secours. Ils ont, comme signe distinctif,
un brassard bleu foncé avec une croix de Malte
en drap blanc.

L'infirmier ne quitte pas les blessés et porte
le brassard de la Convention de Genève.

19.   Le chef d'ambulance répartit son personnel
médical en trois groupes :

Premier groupe : triage des blessés. — Dans

ce premier groupe, les médecins visitent tous les blessés, vérifient les fiches de diagnostic établies aux postes de secours, *rouges* pour les blessés évacuables, *blanches* pour les blessés non évacuables, complètent le diagnostic et classent les blessés dans un des deux groupes suivants.

Deuxième groupe : opérations chirurgicales urgentes.

Troisième groupe : pansements compliqués; application d'appareils d'immobilisation.

Les formations sanitaires de l'avant ont surtout pour but de donner les secours d'extrême urgence, permettant l'évacuation la plus rapide du blessé, non seulement pour désencombrer les combattants, mais pour éviter aux blessés de nouvelles atteintes. M. le médecin

20. principal Schindler les a caractérisées en une phrase suggestive : « *ateliers d'expédition et d'emballage.* »

Les malades transportables, après avoir été pansés, sont dirigés sur l'hôpital d'évacuation affecté au corps d'armée ou à la division et transportés ensuite à l'intérieur par la ligne de chemin de fer : ligne de communication affectée à chaque corps d'armée.

C'est sur cette ligne que se trouvent : *la gare*

régulatrice, organe très important, évitant l'encombrement des voies ferrées, les infirmeries de gare, enfin le centre de répartition du corps d'armée pour l'hospitalisation définitive.

Les autres blessés non évacuables sont traités à l'hôpital de campagne immobilisé.

ASEPSIE ET ANTISEPSIE
EN CAMPAGNE

21. En théorie, une plaie quelconque est toujours infectée, même une plaie opératoire faite avec toutes les précautions possibles, ainsi que l'ont prouvé les expériences faites à l'hôpital Saint-André de Bordeaux par les Dʳˢ Auché et Chavannaz. Il est donc nécessaire, pendant le combat, d'appliquer le plus tôt possible un pansement aseptique, en se souvenant que tant que le sang coule, la plaie risque peu d'être infectée.

L'infection de la plaie ne se fait généralement pas par l'air, mais par les mains et les pansements septiques.

22. Le pansement hâtif, mal fait, est souvent un manque de sécurité.

Il serait à désirer qu'au prochain Congrès de la Convention de Genève, on adoptât un pansement international, assurant une méthode uniforme dans le traitement aseptique des plaies.

Du premier pansement dépend souvent la guérison.

Lors des dernières guerres, les meilleurs résultats ont été obtenus par des pansements très simples, mais rigoureusement aseptiques.

23. Les plaies actuelles, produites par les petits projectiles ou « balles humanitaires », guérissent vite; les principes nocifs étant emportés par l'écoulement du sang. L'infection provient donc des pièces de pansement, et surtout des mains non aseptiques.

24. Le sachet individuel que chaque soldat porte sur lui est imprégné de sublimé; il n'est pas irréprochable, parce que sa préparation a pu être faite plus ou moins proprement et que le sublimé peut se décomposer à la longue.

25. M. le médecin principal Hassler préconise un pansement aseptique des plus ingénieux, qui reste aseptique même sans lavage préalable des mains, difficile et parfois impossible au poste de secours.

Ce pansement se compose d'une compresse d'étoupe purifiée entourée de gaze, de bandes, le tout fixé ensemble et plié de telle façon qu'en saisissant les deux chefs de la bande, le pansement se développe et peut être appliqué sans avoir été touché. Il est donc appelé à rendre de grands services et pourrait remplacer avantageusement le sachet individuel.

Les plaies soignées dans les ambulances où l'asepsie est observée pourront être pansées définitivement; mais, si toutes les règles de l'asepsie ne peuvent être suivies, il est préférable d'avoir recours aux pansements aseptiques provisoires présentés sous forme de comprimés.

Les statistiques démontrent que les plaies suppurantes proviennent souvent de pansements trop hâtifs.

D'après les nouvelles expériences, l'antisepsie serait beaucoup délaissée et la préférence donnée à l'asepsie. Les antiseptiques détruisent les germes sans atteindre les spores; de plus, ils sont nuisibles aux cellules des tissus.

Pour les ambulances où le pansement définitif doit être fait, M. le médecin principal Hassler propose de remplacer les pansements comprimés actuels par un « *pansement de guerre* » aseptique, qui se compose :

1° De deux compresses de gaze;

2° De deux feuilles d'étoupe entourées de gaze;

3° D'une bande de coton cardé entourée de gaze;

4° D'une bande large pour fixer le pansement.

Le tout roulé et mis dans une boîte cylindrique en aluminium.

Le sachet individuel et le pansement sont stérilisés deux fois : la première fois, après l'enveloppement dans le papier; la deuxième fois, après la mise en boîte.

26. L'avantage des pansements tout préparés est considérable : ils assurent l'asepsie la plus complète, la conservation indéfinie et une économie très grande sur les pansements actuels comprenant des paquets de coton comprimé, par exemple, destinés à assurer dix pansements chacun. Une fois ouvert, le coton se décomprime et ne peut plus être réempaqueté proprement. Il en est de même des paquets de vingt compresses qui ne peuvent pas être utilisées le même jour, etc., etc.

Les instruments et les mains des médecins
27. doivent être désinfectés avec des antiseptiques. Parmi ceux-ci, les plus pratiques et les
moins encombrants sont les pastilles ou comprimés qui, sous un très faible volume, permettent de faire instantanément des solutions
bien dosées. Il en existe au cyanure de mer-
cure boraté et au sublimé.

Le premier de ces antiseptiques a un im-
mense avantage sur le second : il n'altère pas
les instruments qui y sont plongés.

Une *seule pastille* suffit pour préparer un
litre de liquide. Ce liquide servira à la fois au
lavage des mains, des instruments, et, très
exceptionnellement, à la désinfection de la
région.

RÉQUISITIONS MILITAIRES

Les malades et les blessés seront nourris,
soit au moyen des approvisionnements de
l'ambulance, soit par voie de réquisition chez
l'habitant. (Article 5 de la loi du 3 juillet 1877.)

On se rapprochera, autant que possible, de
la ration normale de campagne. Sur les indications du médecin, on distribuera des bois-
sons hygiéniques, toniques et réconfortantes,

telles que vin, bière, eau-de-vie, rhum, tafia, thé, café.

Lorsqu'il y a lieu de requérir le traitement des malades ou blessés chez l'habitant, on s'adressera au maire, qui devra fournir des locaux spéciaux; à défaut de local, on répartira les malades chez l'habitant.

Les maladies contagieuses sont traitées dans les hôpitaux dits à *destination spéciale*, ou des tentes disposées à l'écart.

Ces formations porteront un *fanion jaune*; leur accès sera interdit à la troupe, et, lors de l'évacuation, la paille et toute l'installation provisoire subiront l'action du feu. Le personnel et le matériel (effets, tentes, etc.) seront soumis à une désinfection rigoureuse.

28. La Convention de Genève spécifie que les habitants du pays qui porteront secours aux blessés seront respectés et demeureront libres, c'est-à-dire que tout blessé recueilli et soigné dans une maison y servira de sauvegarde. Les habitants ne logeront pas les troupes et ne paieront qu'une partie des contributions de guerre. Pour éviter tout abus (espionnage), le personnel neutralisé doit être porteur d'une carte d'identité et d'un brassard à croix rouge

sur fond blanc, délivré par le directeur du Service de santé militaire.

Les établissements où sont soignés les blessés et les malades, ainsi que les voitures servant à leur transport, sont signalés par le fanion de la Convention de Genève et par le drapeau national.

29. Il est à noter que l'Empire ottoman a adhéré à la Convention de Genève, mais a obtenu, comme faveur spéciale, de remplacer la croix par le croissant.

DEUXIÈME PARTIE

SERVICE DE L'ARRIÈRE

---

30. Le Directeur du Service des étapes divise ses malades en deux groupes, selon leur état :

31. *Premier groupe. Hospitalisation sur place* comprenant :

1° Les hôpitaux de campagne temporairement immobilisés dans la zone de l'arrière;

2° Les hôpitaux de campagne à destination spéciale (affectés aux maladies contagieuses);

3° Les hôpitaux et les hospices permanents du pays, ainsi que les hôpitaux auxiliaires de la Croix-Rouge.

32. *Deuxième groupe. Hôpitaux d'évacuation.*
Les hôpitaux d'évacuation sont placés à l'origine des voies de transport : *route et tête d'étape de route, chemin de fer et tête d'étape de guerre.* Ils sont destinés à charger les trains d'évacuation des malades sur l'intérieur et,

dans certains cas d'aggravation, à les traiter
sur place ou à les diriger sur un hôpital de
campagne auxiliaire.

Les malades soignés dans les hôpitaux faisant partie de la zone des étapes sont ou très
malades et intransportables, ou peu atteints
et susceptibles de guérison après quelques
jours de repos. Ces derniers sont envoyés dans
des établissements qu'on appelle hôpitaux de
convalescents et dépôts d'éclopés. Ils rendent
quelques services, tels que patrouille, plan-
tons, etc.

INFIRMERIES DE GARE

Les blessés que l'on expédie par voie ferrée
dans le service de l'arrière rencontrent, toutes
les six heures, une « infirmerie de gare ». Ces
infirmeries, desservies par la Société de secours aux blessés militaires (Croix-Rouge française), sont établies dans les gares et les bifur-
cations importantes.

33.   Elles sont destinées :

1° A donner, pendant les arrêts des trains,
sous la direction des médecins chefs d'éva-

cuation, les secours médicaux aux malades et aux blessés;

2° A recevoir, exceptionnellement et momentanément, et à évacuer ensuite sur un hôpital avoisinant, les malades et blessés dont l'état se serait aggravé pendant la route;

3° A assurer, par voie ferrée, l'évacuation des militaires malades ou blessés, dirigés sur la gare par les soins des établissements hospitaliers du voisinage;

4° A pourvoir à l'alimentation des malades ou blessés de passage, ainsi que de ceux séjournant à l'infirmerie.

34. Le personnel se compose d'un docteur, chef de l'infirmerie (médecin ou chirurgien), d'un adjoint (médecin ou chirurgien), d'un comptable, d'un chef infirmier ou infirmière, d'un infirmier ou infirmière commis aux écritures. d'un infirmier ou infirmière de visite et de douze infirmiers ou infirmières d'exploitation.

Les infirmiers sont installés dans les bâtiments de la gare ou dans des baraquements appartenant à la Société de secours.

Toutes ces infirmeries sont distribuées de la même manière, c'est-à-dire un cabinet pour le médecin, une salle d'attente pour les malades et les blessés, une cuisine-tisanerie, un casernement pour les infirmiers, un réfectoire, un bureau pour le comptable, un local pour les décédés.

35. Les grandes infirmeries contiennent jusqu'à 15 lits, les petites 5 à 6.

La Société de secours prend à sa charge tous les approvisionnements médicaux et alimentaires, ainsi que le matériel.

Les malades soignés par le médecin du train et reconnus par lui comme ne pouvant continuer leur route sont enlevés des wagons par le personnel de l'infirmerie.

36. Chaque malade ou blessé faisant partie du train d'évacuation est porteur d'un billet d'hôpital qui lui sert de billet d'entrée à l'infirmerie et tient lieu de billet de salle. C'est d'après les renseignements portés sur ce billet que le malade est inscrit sur le registre de l'infirmerie. A son départ, le billet d'hôpital porte la date de la sortie de l'infirmerie; il est visé par le médecin et par le comptable qui le lui rend en même temps que les objets qu'il a déposés en entrant.

37. Si un malade succombe à l'infirmerie, les formalités exigées par le Service de santé à l'intérieur sont remplies par le comptable.

L'inhumation et la cérémonie religieuse sont

au compte de la Société de secours. Si la famille du défunt désire une plus grande pompe, l'excédent des frais est à sa charge.

38. Lorsqu'un malade succombe dans un train d'évacuation en marche, l'acte de décès est établi par le comptable du train, et le corps est remis par le médecin du train au commissaire militaire de la gare qui le reçoit à titre de dépôt.

L'inhumation est assurée par l'infirmerie de gare dans les conditions indiquées plus haut.

Alimentation dans l'infirmerie de gare. — Tout militaire faisant partie d'un train d'évacuation reçoit, à son départ, deux jours de pain. L'infirmerie de gare lui procure les soins nécessaires et un repas suivant son état.

Ces repas sont de trois sortes :

39. *Le repas administratif.* — Il se compose d'une soupe grasse ou maigre, de viande préparée avec des légumes et de un huitième de litre de vin.

40. Les deux autres sont dits : *Repas légers.* L'un, composé de liquide, 40 centilitres de lait avec 20 grammes de sucre, café au lait, chocolat au lait ou à l'eau, café noir, vin, au choix du malade.

L'autre, plus nourrissant, comprend du

fromage de Hollande ou de gruyère, du chocolat en tablettes, des biscuits. Si les ressources
de l'infirmerie le permettent, des bouillons
gras et des potages peuvent être substitués à
l'un des aliments indiqués plus haut.

Une inscription bien apparente, répétée de
chaque côté de la voiture, indique le nombre
de malades devant recevoir les repas administratifs et les repas légers.

Dès que le train est signalé, les corbeilles
garnies sont apportées près de la voie. Toutes
les distributions se font dans les wagons; les
malades assis reçoivent directement leur nourriture des mains des infirmiers ou infirmières
de gare; pour les malades couchés, les ra-
tions sont remises à l'infirmier du wagon.

Le repas terminé, le matériel est déposé sur
le quai devant chaque voiture.

41.   Au moment du départ du train, le comman-
dant ou commissaire militaire de la gare fait
connaître télégraphiquement au commissaire
militaire de la gare suivante l'effectif de l'évacuation et le nombre des repas substantiels
ou légers à préparer. Ces renseignements lui
sont fournis par le médecin chef de l'évacuation.

Les malades évacués par voie de terre ren-

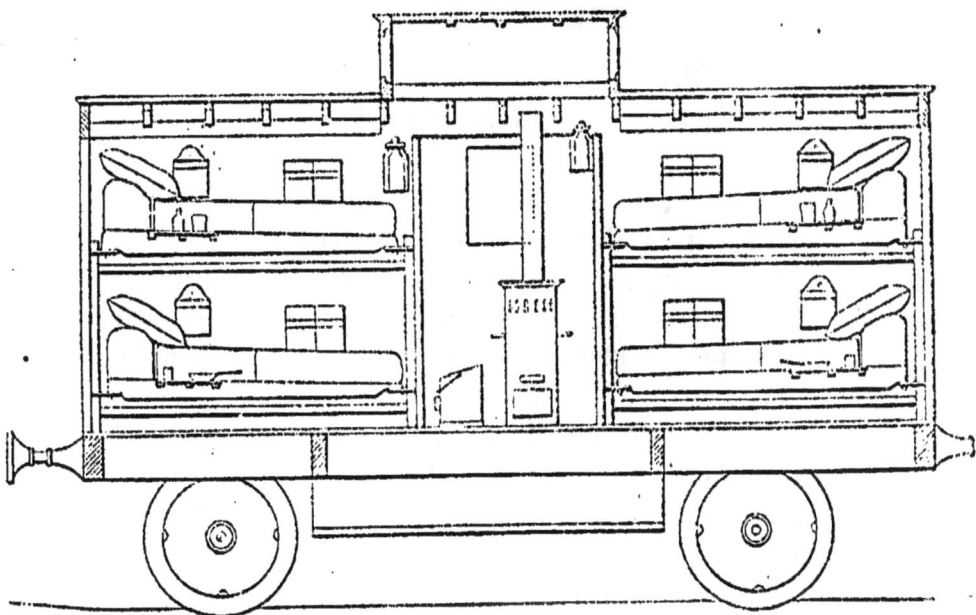

FIG. 3. — Wagon aménagé pour les blessés.

42. contrent à des points déterminés des « gîtes d'étape de route », correspondant aux infirmeries de gare, où ils reçoivent la nourriture et les soins médicaux.

ÉVACUATION DES MALADES
PAR VOIES FERRÉES — ROUTES
COURS D'EAU

43. Il existe cinq trains permanents en France : trois sur la ligne Paris-Lyon-Méditerranée, un sur la ligne d'Orléans, un sur la ligne de l'Ouest. Ces deux derniers transportent chacun 128 blessés couchés. Le Paris-Lyon-Méditerranée, 256.

Ils sont organisés en temps de paix et spécialement aménagés (voir fig. 3). Ils constituent de véritables hôpitaux roulants et sont administrés comme tels. Le service médical s'y fait sans interruption et l'alimentation est préparée dans le train, au wagon-cuisine.

Le nombre des trains sanitaires improvisés est indéterminé. Chaque convoi comprend 33 voitures et peut transporter 400 blessés. Les voitures de 1re et de 2e classes sont réservées aux officiers et aux grands blessés. Les voitures de 3e classe sont affectées aux moins souffrants.

Ces voitures ne reçoivent pas d'aménagements spéciaux et ne sont employées de nouveau au service des voyageurs qu'après complète désinfection.

A chaque train sont affectés un ou plusieurs médecins, un officier d'administration et plusieurs infirmiers.

Au moment de la formation du convoi, les wagons reçoivent, par les soins des hôpitaux d'évacuation, situés à *50 mètres de la gare*, un aménagement temporaire facile à placer et à enlever.

44. Le drapeau de la Convention de Genève et le drapeau national sont placés sur la première et la dernière voiture.

45. L'exécution du service est confié à un personnel fourni par l'hôpital d'évacuation ou par une Société de la Croix-Rouge. Ce personnel aménage les voitures avec le concours des employés de gare, installe les blessés et assure le service médical pendant la route.

APPAREILS A SUSPENSION
DANS LES WAGONS

Les wagons, balayés, lavés à grande eau et désinfectés, sont prêts à recevoir les appareils de suspension destinés aux brancards.

46. Ces appareils sont au nombre de deux :

1° *Le système Bry-Ameline;*

2° *Le système Bréchot-Desprez-Ameline.*

Le système Bry-Ameline se compose d'un cadre boulonné aux parois du wagon; sur le cadre, on met deux traverses en bois sur lesquelles reposent les brancards au moyen de ressorts à boudin, afin d'éviter des secousses aux blessés. Cet appareil est à deux étages et comprend trois brancards par étage.

On en met deux par voiture.

Le système Bréchot-Desprez-Ameline est également formé d'un cadre métallique à trois étages d'un brancard chacun, de ressorts élastiques, mais il n'est pas fixé au wagon, lequel peut contenir quatre appareils de trois brancards chacun, soit douze brancards; toutefois, dans un cas de nécessité absolue, un cinquiè-

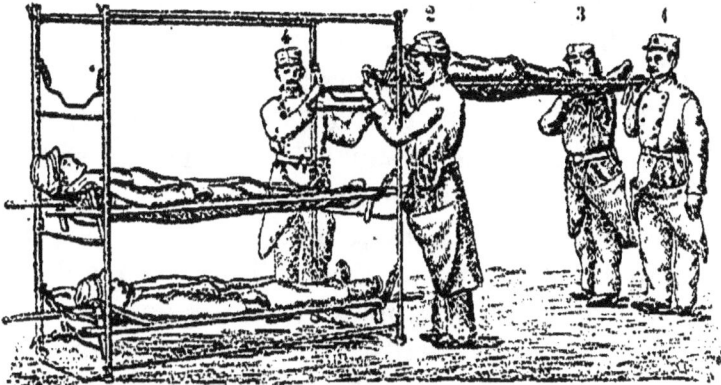

FIG. 4. — Appareil à suspension dans les wagons;
système Bréchot-Desprez-Ameline.

me appareil est placé au milieu, perpendiculairement à la voie (voir fig. 4).

Dans les deux systèmes, les têtes sont placées aux deux extrémités des wagons, afin que les blessés soient en face les uns des autres.

Le système Bréchot-Desprez-Ameline offre plusieurs inconvénients : il n'est pas fixé au plancher, le malade de l'étage inférieur est trop bas pour être soigné commodément, mais il rend de grands services dans les voitures.

Chaque wagon, en plus des brancards, contient un matériel spécial du Service de santé : un seau d'aisance inodore, avec désinfectant, un bassin de lit, un urinal, un crachoir, un seau d'eau pure, un pot à tisane, un gobelet par malade et un pliant de campement.

Les compartiments destinés au transport des médecins, pharmaciens, officiers d'administration, infirmiers, ainsi que des vivres et des effets, ne comportent pas d'aménagements spéciaux.

La dernière voiture est exclusivement réservée au linge sale et aux effets des blessés.

En aucun cas, les vêtements ne doivent séjourner dans les wagons occupés par les hommes. Un baquet, contenant un liquide désinfectant, est installé dans chaque voiture pour recevoir le linge sale. Les pièces de pansement souillées sont portées au mécanicien, pendant les arrêts, pour être brûlées dans le foyer de la locomotive.

Les compartiments destinés au personnel sont placés de préférence au milieu du train.

Pour assurer l'aération du wagon des blessés, on fixe sur les ouvertures des morceaux de gaze pliés en deux et rendus incombustibles, ou des toiles métalliques, pour éviter les poussières et les petites escarbilles.

Le chauffage est assuré au moyen de bouillottes renouvelées sur le parcours, surtout dans les infirmeries de gare. Si le froid est rigoureux, on place une boule d'eau chaude aux pieds de chaque malade; les fissures du wagon sont bouchées par du papier, du plâtre, des feuilles, de la paille, etc.

Chaque wagon porte extérieurement une inscription à la craie désignant son numéro.

Un fanion est placé à la première et à la dernière voiture.

47. Les lignes d'évacuation par voie ferrée partent des stations dites : *Têtes d'étapes de guerre* et aboutissent, à l'intérieur du territoire, à des gares dites : *Gares de répartition*, où les

malades sont reçus par le Directeur du Service de santé de la zone de l'intérieur, qui les dirige sur les divers établissements de la région.

48. Ces gares, ainsi que les hôpitaux d'évacuation des stations d'étapes de guerre et les infirmeries de gare, relèvent du Directeur du Service de santé des étapes.

ÉVACUATION PAR ROUTES

49. Pour le transport sur routes, on dispose :

1° De voitures d'ambulances;

2° De voitures auxiliaires;

3° De cacolets et de litières à dos de mulets;

4° De brancards roulants.

50. Il existe deux types de voiture d'ambulance :

La grande voiture à quatre roues;

La petite voiture à deux roues.

La voiture à quatre roues peut recevoir dix malades assis ou quatre couchés, ou bien cinq malades assis et deux couchés (voir fig. 5 et 6).

Les malades couchés sont placés sur des brancards étendus et superposés; les malades

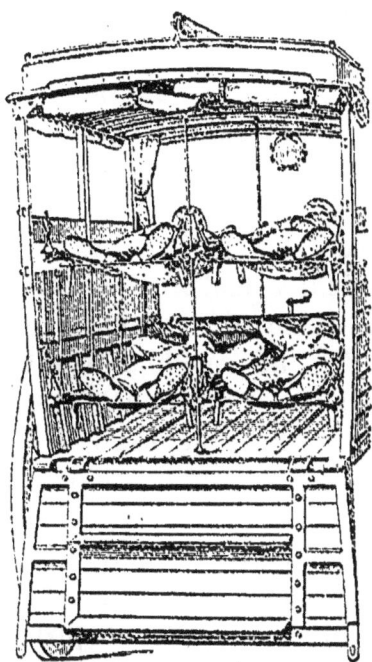

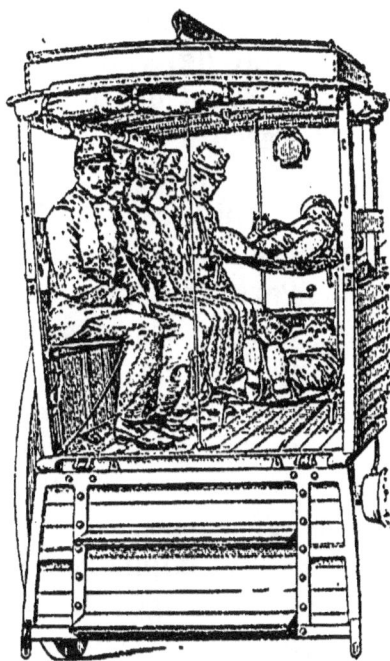

FIG. 6. — Voiture à 4 roues pour malades conchés.   FIG. 5. — Voiture à 4 roues pour blessés.

les fixées aux parois latérales de la voiture.

Les voitures à deux roues contiennent deux brancards disposés sur le même plan et suspendus comme dans les voitures à quatre roues. Sur l'impériale, on dépose les effets de chaque blessé ainsi que ses armes déchargées (voir fig. 7).

Avant de se mettre en route, le conducteur s'assure que la lanterne peut éclairer pendant deux nuits.

Voitures auxiliaires ou improvisées. — L'évacuation rapide des blessés sur la zone de l'arrière est un des problèmes les plus importants et les plus délicats qu'aura à résoudre le Service de santé. La difficulté réside surtout dans l'énorme proportion des blessés à transporter le plus rapidement possible avec des moyens de transports très restreints et peu appropriés.

Les hôpitaux de campagne qui seront surtout chargés de cette délicate besogne, au lendemain des grandes batailles, devront se procurer ou improviser le matériel d'un convoi d'évacuation.

51. Les deux principes fondamentaux de toute évacuation sont les suivants :

1° Autant dans l'intérêt du blessé que pour

la facilité du chargement et du déchargement
des voitures, il est indispensable que tous les

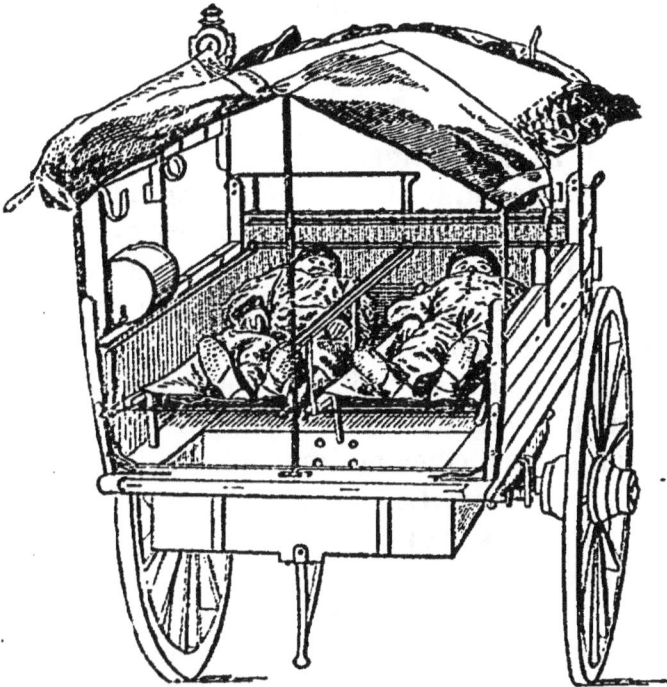

FIG. 7. — Voiture à deux roues pour blessés.

soldats transportés couchés soient étendus sur
un brancard;

2° Les voitures que l'on utilisera devront
permettre l'installation de plusieurs étages de
brancards et ne pas trop cahoter les blessés.

52. *L'hôpital de campagne n'a pas de brancards;* l'ambulance et le poste de secours ne peuvent et ne doivent point lui en prêter. Il doit donc les confectionner lui-même, rapidement et en grande quantité, avec les éléments qu'il a sous la main.

53. Les seules voitures que pourra utiliser le Service de santé seront celles des convois administratifs rentrant à vide, après avoir ravitaillé l'armée, ou celles des convois régimentaires qui vont, à vide, chercher du matériel, des munitions ou des vivres.

54. On choisira de préférence des voitures suspendues, et, si elles viennent à manquer, il faudra y remédier en improvisant des moyens de suspension. Le plus simple consiste à placer sous les hampes des brancards de petits bottillons de paille, des fagots, des branchages, etc., afin que le blessé ne repose pas directement sur le fond de la voiture.

55. Les hôpitaux d'évacuation disposent d'appareils de suspension, système Desprez et Audouard (voir fig. 8). Lorsque ces appareils viennent à manquer, on se sert de cordes

56. qu'on relie entre elles par des nœuds coulants. Ces cordes sont placées de différentes manières, selon le genre de voiture et la place dont on dispose.

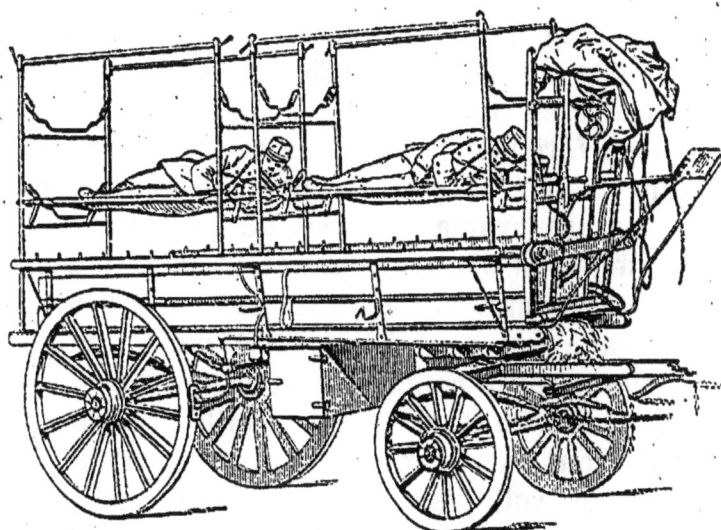

FIG. 8. — Voiture fourragère aménagée; système Desprez-Audouard.

Un excellent moyen consiste à établir deux cordes longitudinales, tendues latéralement et sur lesquelles on place les brancards dans le sens de la largeur.

On peut aménager les fourragères ainsi que les différents chariots en usage dans les campagnes.

Dans les grandes voitures à fourrage ayant 5 mètres de long sur 1^{m}25 de large, on place un cadre en bois de mêmes dimensions; on y attache fortement une corde longitudinale, et, dans le sens opposé, quatre ou même huit cordes transversales fixées aux ridelles, sur lesquelles on place les brancards dans le sens de la longueur, en laissant dans le milieu un intervalle qui peut être utilisé pour un cinquième malade couché, au fond de la voiture, sur une épaisse couche de paille. Ces brancards sont fixés aux ridelles par un nœud de fouet. Les voitures sont recouvertes d'une toile ou d'une couverture posée sur des branches assez flexibles pour former une sorte de voûte.

57. Le fanion de la Convention de Genève pourra être improvisé avec une compresse, et la croix taillée dans un pantalon rouge.

Pansements improvisés. — Le poste de secours manque souvent d'approvisionnements de pansements, soit parce que l'arrêt du poste a été prématuré, soit parce que l'ennemi a arrêté les convois. Dans ce cas, le chef de poste doit s'ingénier à faire des pansements aussi aseptiques que possible.

58. Dans ce but, il se procurera des mouchoirs, des serviettes, des morceaux de chemise qu'on fera bouillir pendant un temps suffisant. Avec des ciseaux ou un instrument très tranchant, il coupera les vêtements tout autour de la plaie, la laissant largement à nu sans dévêtir le malade, celui-ci étant exposé, au milieu des péripéties incertaines de la lutte, à ne pas avoir de rechange de quelques jours.

La partie blessée étant à l'abri de l'air, il faudra l'immobiliser. Pour la fracture de la

59. hanche, on prendra le fusil du soldat, la crosse appuyée sur la partie supérieure et latérale; dans la partie interne, on placera le fourreau de la baïonnette entouré de la veste. Les deux pièces seront maintenues par les sangles du sac.

60. Pour les fractures de la jambe, on emploiera le sabre et le fourreau de la baïonnette; une tuile creuse remplacera avantageusement une gouttière : à défaut d'ouate, on pourra la rem-

plir de plusieurs couches de feuilles, princi-
palement de fougère.

On aura soin de déchausser le blessé afin
d'éviter l'œdème.

61.   Dans le cas de fracture du membre supérieur, on immobilisera le bras malade avec le
pan de la capote, puis on passera ce pan derrière le cou et on l'accrochera à un bouton
du côté sain.

Ces différentes dispositions prises, on trans-
portera le malade sur un brancard que l'on
improvisera.

62.   *Brancards de fortune*. — Un bon brancard
doit réunir les conditions suivantes :

.Simplicité de construction;

Solidité et légèreté;

Facilité de maniement;

Volume non exagéré;

Longueur et largeur suffisantes.

63.   Tout brancard se compose :

1° De deux hampes de 1ᵐ95 de long (cette
longueur est imposée par les longueurs des
fourgons); 2° de deux traverses en bois; 3° d'un
plein; 4° de bretelles, afin d'éviter des secousses aux blessés et une fatigue inutile aux porteurs. Ces bretelles seront faites avec des cour-

roies d'étrier, des brides de cheval, des ban-
doulières de fusil, etc.

Les pieds des brancards sont peu utiles et
leur confection fait perdre un temps précieux.

Les hampes pourront être faites avec deux
branches d'arbre, deux perches en bois de
pin, deux piquets de vigne arrondis à leurs
extrémités, écartées de 0^m50; on peut également se servir de deux fusils.

64. Comme moyen d'attache, on prendra les ficelles ou les fils de fer qui servent à lier les
bottes de foin des chevaux du train. On n'emploiera pas de clous; ils sont difficiles à se
procurer et assez délicats à enfoncer sans fen-
dre le bois. Les traverses pourront être prises
dans des branches de pin, ou mieux, dans des
douves de barriques.

65. Le plein sera confectionné avec des effets
d'habillement ou d'équipement des hommes,
ou avec des objets que l'on peut facilement
trouver dans les villages. Par exemple :

Une capote d'infanterie; les hampes passent
dans les manches, puis la capote est bou-
tonnée les manches en dedans; les pans sont
maintenus par des ficelles passées dans les
boutonnières des angles inférieurs (voir
fig. 9).

Un manteau de cavalerie;

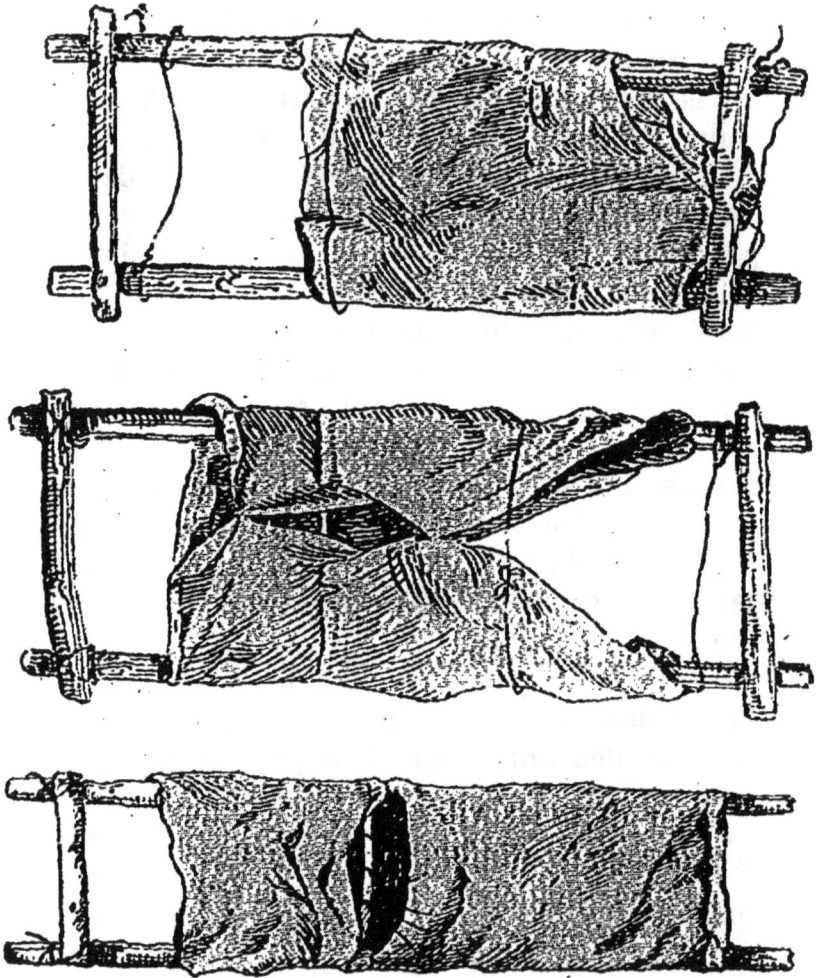

V. Gautier-Lacaze.

FIG. 9. — Brancards improvisés : 1° capote d'infanterie ;
2° pantalons ; 3° sacs d'avoine.

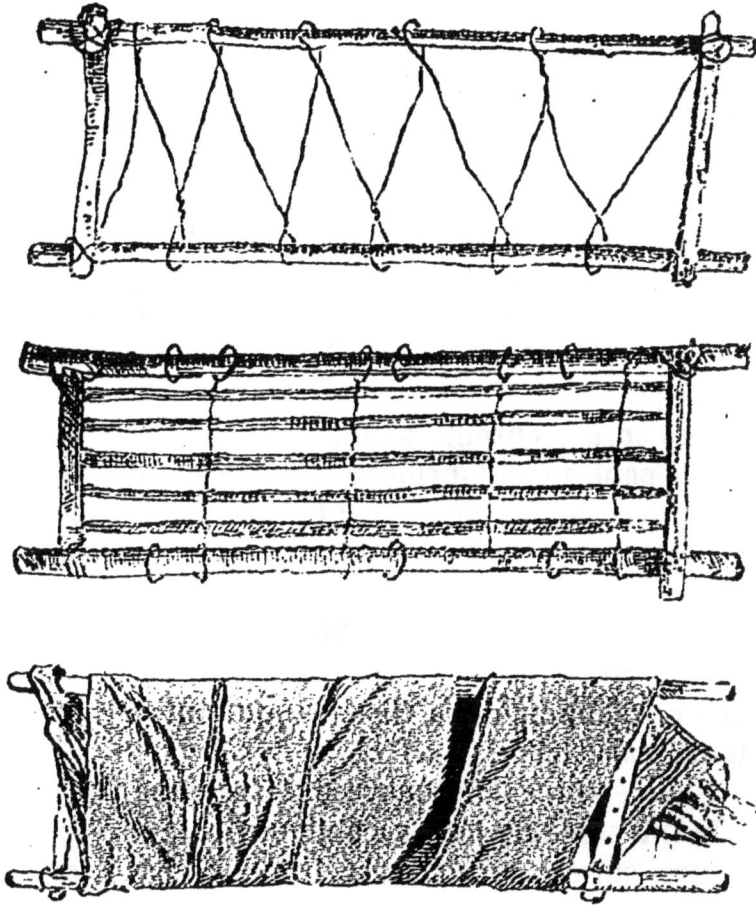

V. Gautier-Lacaze.

FIG. 10. — Brancards improvisés : 1º cordes enroulées ;
2º clôture de jardin ; 3º ceinture de zouave.

Deux tuniques retournées et qu'on boutonne par-dessous;

Deux pantalons enfilés, l'un recouvrant à demi l'autre, puis boutonnés. Une courroie de sac ou une cravate, allant d'une hampe à l'autre, soutient les jambes du blessé;

Deux sacs de l'avoine qui a servi au repas des chevaux, embrochés par les hampes et dont les orifices regardent le centre et s'emboîtent. Une fois placés, ils sont bourrés de paille;

Des cordes enroulées obliquement;

On peut aussi fabriquer le plein d'un brancard avec un *treillage en fil de fer* sur lequel on place soit un drap replié en forme de sac et rempli de paille ou de feuilles, soit plusieurs sacs cousus ensemble;

Des *clôtures de jardin* en bois de châtaignier (clôtures de la Gironde) qui ont une certaine élasticité;

Une ceinture de zouave fixée par une ficelle à la traverse de tête, va obliquement, par plusieurs spires, jusqu'à la traverse des pieds (voir fig. 10);

De *la paille tressée* en corde et placée d'une façon analogue;

Un drap, une couverture qu'on enroule autour des hampes;

Des *portes*, des *planches*, des *paillassons* fixés sur des bâtons; un *fragment d'échelle* peut aussi servir de brancards.

Dans la marine, on emploie souvent des hamacs formés par un drap dont on attache les coins à une seule perche portée par deux hommes.

66. Pour faire un coussin, on peut se servir d'une bottelette de paille, du sac d'un fantassin, d'une veste roulée, d'un manteau de cavalier, etc.

67. La civière à fumier sera rejetée; elle est trop courte et présente le défaut capital de pouvoir transmettre le *tétanos*.

On veillera à la solidité de ces appareils, toute chute étant dangereuse pour les blessés.

CACOLETS

68. Les cacolets sont des fauteuils accrochés de chaque côté du bât d'un mulet; ils sont formés par des montants en fer. Les blessés sont assis parallèlement au mulet et regardent dans la même direction. Le fusil déchargé est placé, ainsi que la giberne, sur le paquetage du bât (voir fig. 11).

69.   Les litières sont des couchettes de fer suspendues par paires au bât d'un mulet, légè-

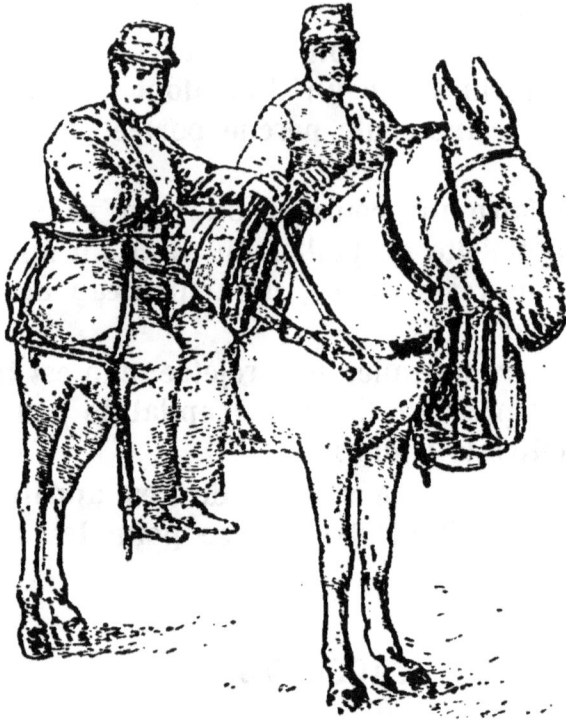

Fig. 11. — Cacolet.

rement relevées et surmontées d'un châssis
recouvert d'un rideau pour protéger le blessé
contre le soleil et la pluie. Elles sont affectées
aux fractures des membres inférieurs et aux
blessures graves (voir fig. 12).

Le transport avec les cacolets est dange-
reux dans les terrains accidentés. Ce mode de

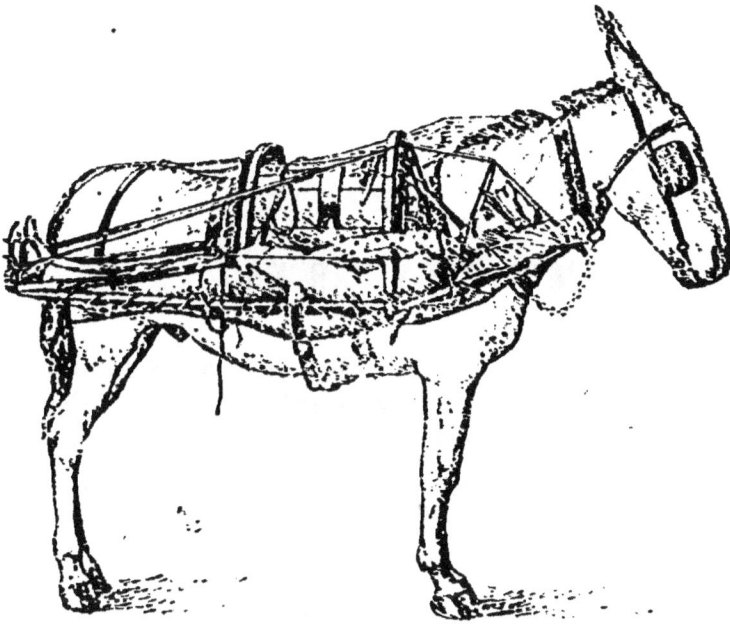

FIG. 12. — Cacolet-litière.

transport est pénible à cause des secousses
violentes que l'on reçoit.

70.   Le *brancard-hamac* pour troupes de montagnes (système Donion) remédie à cet inconvénient. Ce brancard est porté comme un pa-

lanquin. Les hampes sont passées dans les an-
ses de deux courroies de suspension, munies
au centre d'un anneau et placées l'une à la
tête et l'autre aux pieds. Dans les deux an-
neaux, on passe un bambou dont les extrémités reposent sur les épaules des brancardiers. *(Ecole de l'Infirmier et du Brancardier
militaire.)*

ÉVACUATION PAR EAU

71.   Pour l'évacuation par eau, on se sert des
transports-hôpitaux de la marine de l'Etat, des
navires de commerce (paquebots, bateaux à
vapeur, etc.), et, sur les canaux, des péniches
ou bateaux plats à halage.

ASSAINISSEMENT
DU CHAMP DE BATAILLE

72.   L'assainissement du champ de bataille est
une des plus importantes opérations en temps
de guerre. L'armée victorieuse est chargée de
ce soin. On fera disparaître le plus tôt possible les cadavres des hommes et des animaux.

Des corvées seront commandées pour creuser des fosses et procéder aux inhumations. Afin

73. d'établir l'identité des décédés, chaque homme est porteur, en temps de guerre, d'une médaille en maillechort, dite *plaque d'identite*, qui se porte au cou : au recto, se trouvent le nom, le prénom, la classe à laquelle l'homme appartient; au verso, la subdivision de région, le numéro du registre matricule de recrutement. On enlève au cadavre cette fiche, ainsi que le livret individuel, pour les envoyer au bureau de comptabilité de renseignements.

74. C'est à l'inhumation qu'on doit toujours avoir recours, quel que soit le nombre des morts. On choisit un terrain convenable, à proximité du champ de bataille, éloigné le plus possible des habitations et du point choisi pour l'hôpital de campagne.

En principe, le cimetière sera placé en bas et non en haut, par rapport aux lieux habités, éloigné des routes fréquentées, des rivières, sources, chutes d'eau ou tout autre endroit pouvant être inondé.

Les terrains secs, perméables, légèrement inclinés, sans arbres, sont les meilleurs.

La nature du terrain a une grande influence

sur la décomposition. Dans les terrains sili-
ceux et calcaires, les matières organiques se
décomposent facilement; elle est lente, au
contraire, dans les terres d'alluvions, argileu-
ses ou argilo-calcaires.

Il faut éviter la proximité de l'eau, non seulement à cause du danger de l'infection de
l'eau potable, mais aussi parce que l'eau re-
tarde considérablement la putréfaction.

75.   On creuse très profondément le sol, de telle
sorte que la rangée de cadavres la plus super-
ficielle soit au moins à deux mètres au-des-
sous du niveau du terrain. On place au fond
quelques branchages pour faciliter l'écoulement des eaux. Les cadavres sont rangés à
côté les uns des autres, par couches perpendi-
culaires entre elles; quand on le peut, on re-
couvre de chaux vive ou l'on arrose d'acide
sulfurique ou chlorhydrique. On répand sur
la dernière couche du charbon ou des cen-
dres, destinés à absorber les gaz putrides.

Les déblais enlevés servent à couvrir les
cadavres et à élever le tumulus.

76.   Tout le terrain sera planté d'espèces fourragères à croissance rapide, surtout celles avi-
des d'azote : trèfle, avoine, maïs, chanvre.

77. Les officiers sont inhumés à part, dans le cas où les familles les feraient demander.

78. Les mêmes principes d'inhumation sont appliqués aux animaux; les fosses seront plus profondes et l'on pourra recourir à la crémation.

79. On désinfectera les hôpitaux, les maisons ayant servi d'ambulance, les vêtements, la literie, le sol du camp et du champ de bataille, les rivières, les cours d'eau.

On fera des plantations d'arbres, des semailles de plantes fourragères.

TROISIÈME PARTIE

SERVICE DU TERRITOIRE NATIONAL
ZONE DE L'INTÉRIEUR

HOPITAUX AUXILIAIRES

80. Les blessés, arrivés au terme de leur voyage, à Bordeaux par exemple, sont reçus à la gare par le Directeur du Service de santé de la 18ᵉ région ou par son délégué, et remis au directeur d'un hôpital auxiliaire, médecin ou chirurgien.

81. L'emplacement de cet hôpital aura été désigné en temps de paix; son matériel acheté et conservé dans des locaux spéciaux appartenant à la Croix-Rouge, les sommes destinées à son fonctionnement déposées dans une banque.

82. Cet hôpital aura été, d'ailleurs, reconnu et classé, d'après un rapport spécial du Service de santé, parmi les établissements de la zone de l'arrière affectés par l'Etat au traitement des blessés militaires.

5

Indépendamment de ces hôpitaux classés, on pourra être amené, suivant l'importance des convois de blessés, à installer, d'urgence, de nouveaux hôpitaux auxiliaires.

83. *Hôpital auxiliaire improvisé.* — Le chef d'un hôpital auxiliaire improvisé prendra de préférence des établissements d'instruction (séminaires, écoles, collèges) où les divers services sont déjà installés (cuisine, réfectoire, dortoir, buanderie, etc.). Toutefois, ces établissements ne pourront être utilisés qu'après avoir subi une désinfection complète.

84. Les édifices élevés, comme les églises, les théâtres, seront évités, l'aération de ces édifices laissant à désirer. Avant de fixer son

85. choix sur un établissement, le médecin-chef s'assurera que l'accès en est facile pour les hommes et les convois. Il vérifiera si les portes d'entrée sont assez larges pour laisser passer les brancards.

Il sera également nécessaire d'avoir, dans le voisinage, un cours d'eau, un puits, une source, pouvant fournir une quantité d'eau suffisante pour pourvoir à tous les besoins.

86. Dans le cas où la qualité de l'eau laisserait à désirer, on pourrait la filtrer en se servant

d'un tampon d'ouate hydrophile, mis au fond d'un entonnoir.

On peut encore faire usage d'un appareil fort simple et très facile à installer :

On prend quatre pots à fleurs de même grandeur, on place au fond une couche de sable fin, une couche de charbon de bois en poudre, et on alterne ainsi jusqu'aux trois quarts des récipients. Les pots sont placés l'un au-dessus de l'autre et on adapte au dernier un tube en verre; on verse l'eau à filtrer sur le pot de dessus et le liquide sort du tube parfaitement clair.

Le collage est un autre moyen de purifier l'eau. On y met une certaine quantité d'alun qui, en se précipitant au fond du vase, entraîne avec lui toutes les impuretés.

87. Mais l'eau portée à l'ébullition pendant 30 minutes au moins est ce qu'il y a de préférable.

Distribution intérieure. — Le médecin directeur s'occupe de l'organisation matérielle et désigne les divers locaux.

38. A l'entrée de l'hôpital se trouve la salle de garde; à côté, le bureau d'admission où, à leur arrivée, les malades donnent leur feuille d'évacuation.

Les salles du rez-de-chaussée sont réservées aux militaires les plus grièvement blessés; les moins atteints sont placés aux étages supérieurs, et les fiévreux sous les combles.

89. Dans le centre de la construction, des pièces sont réservées pour la pharmacie, la lingerie, les bureaux, les magasins de vivres et de matériel de pansements.

90. Un peu à l'écart, la buanderie, la salle de bains, la salle des morts et les cabinets d'aisance installés aussi hygiéniquement que possible.

91. La cuisine, spacieuse, ne doit pas être trop éloignée des salles de malades pour que la nourriture arrive chaude, et pas trop rapprochée à cause des odeurs.

92. La contenance d'un hôpital doit être calculée autrement que celle d'une ambulance; dans cette dernière, les malades peuvent être réunis en assez grand nombre sans inconvénient puisqu'ils n'y restent qu'un ou deux jours.

93. Dans un hôpital, le nombre de lits sera calculé d'après le cubage des pièces, de façon à assurer 40 mètres cubes d'air par malade. Un espace d'un mètre environ sépare chaque lit du mur.

On évite ainsi l'encombrement dont les effets sont toujours désastreux, particulièrement en temps de guerre.

94.   Quand l'hôpital est trop petit, on se sert de
baraquements ou de tentes.

95.   Le fanion de la Convention de Genève, placé
à côté du drapeau national, indique la neutralité de l'établissement.

96.   *Assainissement des locaux.* — Pour assainir
les locaux, on nettoie d'abord les murs, en les
lessivant lorsqu'ils sont peints à l'huile, en
passant une nouvelle couche de chaux s'ils
sont déjà blanchis, et, lorsqu'ils sont recou-
verts de papier, en projetant, au moyen d'un
pulvérisateur à vapeur, un liquide antiseptique; les vitres seront lavées, les parquets cirés;
les pièces carrelées seront frottées avec une
brosse métallique et avec du sable fin humecté
d'un liquide antiseptique.

Les gouttières, les conduits d'eau ménagè-
re, les égouts, les fosses d'aisances seront désinfectés; les cheminées ramonées, les tuyaux
de gaz vérifiés avec soin.

On procède ensuite à l'installation des nouveaux services.

97.   *Installation de la salle d'opération.* — En

premier lieu, il faut s'occuper de la salle d'o-
pération. Cette pièce sera grande et, autant
98. que possible, éclairée par en haut (serre, ate-
lier, etc.).

Les fenêtres hautes seront préférées aux fenêtres larges et basses.

99. Il est essentiel de placer le lit d'opération à
l'abri des rayons du soleil qui gène beaucoup
l'opérateur.

Pour éviter les regards indiscrets, un peu
de blanc d'Espagne sera passé sur les vitres.

100. Cette salle sera tenue dans un parfait état
de propreté : la poussière enlevée avec de
grandes précautions afin de diminuer les causes d'infection des plaies.

101. Six à sept tables sont nécessaires ainsi que
des chaises pour les opérations faites aux malades assis.

La table ou lit d'opération mesurera 1^m50 de
long et 0^m60 de large. Au besoin, on prendra
une table de cuisine d'une hauteur de 0^m90 à
0^m95, mesure moyenne variant suivant la
taille des opérateurs. Pour obtenir cette élé-
vation, on peut employer des matelas qui seront protégés de toute souillure par une toile
cirée ou de vieux journaux étendus et super-

posés, le tout recouvert d'un drap fraichement lessivé.

Il est bon d'avoir un second lit d'opération afin de pouvoir endormir un blessé pendant qu'on en opère un autre. De là, grande économie de temps.

102. Il faut encore deux tables ordinaires.

L'une, destinée au chirurgien et placée légèrement en biais, à 0^m30 de sa main droite, supportera :

Un grand plateau creux destiné à recevoir les instruments;

Une cuvette pour le lavage des mains pendant le courant des opérations;

Un bocal à tampons stérilisés;

Des serviettes;

Une boîte à compresses.

L'autre sera disposée de la même manière et servira au premier aide.

A la place des instruments, le plateau contiendra les fils à suture, les drains, etc.

103. Sur la quatrième table, beaucoup plus petite, seront placés les flacons de chloroforme, à la droite de la personne chargée de faire l'anesthésie.

104. La table de réserve, ou cinquième table, ser-

vira, comme son nom l'indique, à mettre en réserve les catguts, les crins de Florence, les
soies, les drains, les boîtes de compresses,
d'ouate, un aspirateur Dieulafoy, une pile élec-
trique, des bandages préparés, des boîtes d'instruments, etc.

105. Et enfin, dans un coin, la sixième table, avec
deux cuvettes pour servir au nettoyage des
mains du chirurgien et de ses aides.

106. Les instruments sont enfermés dans des
trousses et celles-ci dans des caisses.

107. Une ambulancière est chargée de ce service;
elle inscrit sur un registre chaque sortie et
chaque entrée d'instruments, veille à leur entretien, à leur méticuleuse propreté, et appli-
que toutes les règles de l'asepsie et de l'antisepsie. Elle prépare les solutions antiseptiques,
cyanure, acide borique, etc., en quantité suffisante.

108. Si l'hôpital est important, il possède une étu-
ve sèche et un autoclave. A défaut de ces deux
appareils, commodes, mais coûteux, le flam-
bage et l'ébullition seront employés.

109. *Mobilier d'une salle de malades.* — Le mobilier d'une salle de malades se compose de tables, bancs, chaises, tables de nuit, planchet-

les pour manger ou écrire, seaux, bidons, cuvettes, urinaux, crachoirs, bassins, bouillottes, pots à tisanes, lanternes, lampes, etc.

Si les lits sont en quantité suffisante, on les montera rapidement; s'ils font défaut, on tâchera de s'en procurer dans la localité, ou l'on

110. en fabriquera.

On peut en faire avec deux tréteaux et des planches posées dessus; avec quatre poteaux et des planches, les poteaux formant les quatre montants et les planches destinées à recevoir les couches.

Ces lits improvisés sont plus sains qu'une paillasse posée par terre, car l'air peut circuler dessous.

111. Les matelats, traversins, oreillers seront formés avec des sacs remplis de laine, de varech, de crin.

Les paillasses avec des sacs, des toiles de tentes, deux capotes de fantassin, etc., etc., remplis de paille, de foin coupé, de feuilles sèches, etc.

112. *Pharmacie.* — La pharmacie, placée dans un local spécial, est confiée à un pharmacien qui peut s'adjoindre une dame infirmière.

113. *Lingerie.* — La lingerie doit être vaste, sèche,

garnie d'étagères et d'armoires. Tous les objets sont étiquetés par catégories et estampillés avec le cachet de la Croix-Rouge.

L'ambulancière chargée de ce service ne laisse entrer ni sortir aucun objet sans un bon de sortie ou d'entrée.

Jamais elle ne permet d'apporter du linge sale.

114. *Cuisine.* — La cuisine et les accessoires de cuisine n'ont pas besoin d'être décrits : les plus simples et les plus solides sont les meilleurs.

Les dames ambulancières chargées de la cuisine recevront les approvisionnements alimentaires par l'intermédiaire d'un officier d'administration et seront chargées de veiller à leur préparation appétissante et soignée.

115. *Buanderie.* — La buanderie est un service spécial fait par des gens de service dirigés par une ambulancière.

116. *Registres et cahiers divers.* — Un hôpital auxiliaire doit posséder divers registres et cahiers exigés par le règlement, et dont voici la nomenclature :

Registre des entrées et des sorties;

Registre à souches pour billets de salle;

Registre pour l'inscription du personnel;

Registre pour le mouvement des fonds;

Registre pour les fournitures;

Registre pour la lingerie;

Cahier-inventaire de l'arsenal de chirurgie;

Cahier pour les opérations pratiquées;

Cahier des autopsies;

Cahier des dépôts d'armes;

Cahier des dépôts de valeurs, etc.

117. *Cahiers de visite.* — En outre, dans chaque salle de malades se trouvent deux cahiers de visite, indépendants l'un de l'autre, l'un pour les jours pairs, l'autre pour les jours impairs.

Le numérotage des feuilles correspond à celui des lits. Sur chaque feuillet, on écrit les nom, prénoms du militaire, son grade, le corps auquel il appartient, la maladie ou la blessure dont il est atteint. La dernière colonne est réservée pour noter les prescriptions médicales et alimentaires.

Avec ces deux cahiers, il est aisé à l'ambulancière de lire au médecin les prescriptions de la veille et de noter celles du jour, sans avoir à se reporter à une autre page.

118. Quand un malade arrive dans une salle, on l'inscrit et on lui donne en même temps un

billet de salle, qui est la copie du registre d'entrée et qui correspond au cahier de visite.

119.　Ce billet est fixé au lit et porte les nom et prénoms du malade, le genre de la blessure, le moment où il l'a reçue, le lieu de sa naissance, celui où réside sa famille, pour prévenir ses parents en cas de décès.

120..　*Classement.*—Quels que soient l'importance et le lieu d'installation d'un hôpital auxiliaire, l'organisation matérielle, la composition du personnel et le fonctionnement des différents services seront toujours réglés d'après les indications qui précèdent.

DIFFÉRENTS GRADES DANS LE SERVICE

121.　Une surveillante générale, placée sous la direction du chef d'ambulance, dirige les dames ambulancières dans les différents services.

122.　Il existe deux catégories de dames ambulancières :

123.　1° Les ambulancières employées aux soins des malades;

2° Les ambulancières attachées à l'administration.

Celles qui se destinent aux soins des malades sont formées dans un Dispensaire-Ecole appartenant à la Croix-Rouge.

124. Elles reçoivent des leçons théoriques et pratiques, et leur instruction est sanctionnée par un examen donnant droit au titre d'*infirmière brevetée*, chargée du soin des malades.

125. Les autres, dont l'engagement ne comporte pas le diplôme, veillent aux différents services : comptabilité, lingerie, cuisine, buanderie, etc.

126. L'ambulancière chef, placée immédiatement après la surveillante générale, aura sous ses ordres les ambulancières de visite et les ambulancières de salle, affectées aux cahiers de visite, aux pansements, à l'entretien des instruments, etc.

127. Viennent ensuite les ambulancières chargées de faire prendre la nourriture aux malades, des pansements simples, de l'aération et de la propreté de la salle.

128. Avant la visite du médecin, les ambulancières s'assureront de l'ordre, de la propreté de la salle, de chaque malade en particulier.

Elles appliqueront rigoureusement les méthodes d'asepsie et d'antisepsie sur les objets à l'usage du médecin, sur elles-mêmes; elles se tiendront prêtes à rendre compte de l'état des malades, à recevoir les ordres nouveaux pour la journée, soit concernant l'administration des médicaments ou les pansements, soit concernant la nourriture à donner aux diverses catégories de malades.

Elles obéiront sans hésitation aux docteurs et aux ambulancières supérieures.

Les différents services sont résumés dans le tableau ci-après (voir p. 77).

———

TABLEAU

Des différents services de l'Hôpital auxiliaire

MÉDECIN EN CHEF : *Chef d'Ambulance.*

MÉDECINE	CHIRURGIE
MÉDECIN, AIDES-MÉDECINS	CHIRURGIEN, AIDES-CHIRURGIENS

SURVEILLANTE GÉNÉRALE

placée sous la direction du Médecin en Chef

Surveillance des Ambulancières et des gens de service.

AMBULANCIÈRE CHEF

Commande et dirige les ambulancières des salles de malades.

1º AMBULANCIÈRE DE VISITE PORTE-CAHIER

Tenue des cahiers de prescriptions médicales.

2º AMBULANCIÈRE DE SALLE

Chargée des soins aux malades et des pansements faciles.

3º AMBULANCIÈRE

Appliquée aux soins des instruments et à la préparation des solutions antiseptiques.

AMBULANCIÈRE CHEF D'EXPLOITATION

Chargée de l'exploitation. Elle commande et dirige les

AMBULANCIÈRES D'EXPLOITATION

chargées :

1º de la lingerie ;
2º de la cuisine ;
3º de la buanderie ;
4º des gens de service.

ROLE MORAL DE L'INFIRMIÈRE

Les obligations que contracte l'infirmière militaire sont absolument volontaires. Nulle loi ne l'oblige à servir dans les hôpitaux en temps de guerre. C'est sous la seule impulsion de son cœur qu'elle agit quand elle signe l'engagement qui l'attache aux blessés pour les jours, sombres et sanglants, des luttes inévitables où l'honneur, l'intégrité d'un pays entraînent parfois ses enfants.

Les obligations de l'infirmière volontaire sont d'autant plus sacrées qu'elle a agi plus librement; elle doit les avoir toujours devant les yeux en acquérant la science nécessaire pour soulager le soldat, son compatriote, et l'*ennemi blessé, son frère.*

Dès qu'elle a franchi le seuil de l'ambulance, elle doit comprendre la responsabilité des soins méticuleux qu'exigent l'asepsie et l'antisepsie dont les conséquences bienfaisantes ou fatales sont entre ses mains.

Nul, mieux que l'infirmière, ne peut adoucir pour celui qui souffre les douleurs physiques et morales.

Le cœur de la femme, disposé aux grands élans, a des réserves de bonté et de dévouement qu'augmentent encore les épreuves de la patrie dont les veines ouvertes laissent échapper le sang le plus pur de ses fils.

Sous les insignes de la Croix-Rouge, elle se multiplie pour panser les plaies et adoucir les tortures de ceux que lui envoie le champ de bataille.

Lorsque l'éloignement des êtres aimés étreint d'une mortelle angoisse le cœur du pauvre enfant tombé loin des siens, elle l'encourage, le console, le fortifie, contribue à ramener l'espoir avec la vie, et, s'il le faut, l'aide à mourir...

L'infirmière de la Croix-Rouge personnifie, aux yeux des blessés, la Patrie dans toute sa grandeur, la famille dans toute sa tendresse.

Qu'elle ne l'oublie jamais!

QUESTIONNAIRE

INTRODUCTION

1. Quel est l'homme qui, le premier, a eu l'idée de former une Société destinée à secourir les blessés militaires?
2. Après quelle bataille?
3. Dites la date de la première Conférence internationale?
4. Quel était le ministre des Affaires étrangères à cette époque?
5. En quelle année la Croix-Rouge commença-t-elle à fonctionner?
6. Parlez des différentes Sociétés qui se sont formées en France.

PREMIÈRE PARTIE

Service de l'avant.

7. Quelles sont les fonctions du Service de santé de l'armée en campagne?
8. Expliquez comment se subdivise le service de l'avant.
9. Quel est le matériel dont dispose le service régimentaire?

10. Parlez du matériel dont dispose l'ambulance divisionnaire.

11. Décrivez la tente d'ambulance système Tollet.

12. Connaissez-vous une autre tente pouvant être chauffée?

13. Comment nomme-t-on le fourgon-tente? Quels sont ses avantages et ses inconvénients?

14. Nommez les deux types d'abri plus stables pour l'hospitalisation.

15. Parlez de l'hôpital de campagne.

16. Quel nom donne-t-on aux agglomérations de blessés et que deviennent-elles?

17. Parlez du relais d'ambulance.

18. Quelle différence existe-t-il entre l'infirmier et le brancardier?

19. En combien de groupes le personnel médical est-il divisé et quelles sont les attributions de chacun?

20. Comment M. le médecin principal Schindler définit-il l'ambulance de division?

21. Quelles sont les conclusions des expériences faites à l'hôpital Saint-André par MM. les Dʳˢ Auché et Chavannaz?

22. Quelles sont, en réalité, les principales causes de l'infection des plaies?

23. Pourquoi vaut-il mieux laisser saigner une plaie que d'appliquer un pansement d'asepsie douteuse?
24. Qu'entend-on par sachet individuel?
25. Parlez du pansement aseptique préconisé par M. le médecin principal Hassler pour remplacer le sachet individuel et les pansements comprimés.
26. Qu'entend-on par pansements comprimés?
27. A quel usage servent les pastilles comprimées?
28. A quel signe reconnaît-on une habitation où sera soigné un blessé militaire?
29. Quelle est la faveur extraordinaire obtenue par l'Empire ottoman relativement au brassard de neutralité?

DEUXIÈME PARTIE

Service de l'arrière.

30. En combien de groupes le Directeur du Service de santé divise-t-il les étapes?
31. Parlez des divers hôpitaux du premier groupe.
32. Parlez des hôpitaux du deuxième groupe.
33. Quel est le but des infirmeries de gare, et par qui sont-elles desservies?

34. Énumérez le personnel d'une infirmerie de gare.

35. Combien y a-t-il de lits dans chaque infirmerie?

36. Comment établit-on le passage d'un militaire sur les registres d'une infirmerie de gare?

37. S'il vient à succomber à l'infirmerie, qui se charge de remplir les formalités?

38. Et dans un train d'évacuation?

39. Qu'entend-on par repas administratif?

40. Et par repas léger?

41. Comment une infirmerie de gare connaît-elle le nombre de repas à préparer?

42. A quel endroit les malades évacués par voie de terre reçoivent-ils la nourriture et les soins médicaux?

43. Parlez des trains permanents.

44. A quels signes reconnaît-on un train d'évacuation?

45. A qui l'exécution du service de ce train est-il confié?

46. Parlez des appareils de suspension dans les wagons. Comment les dispose-t-on?

47. D'où partent les lignes d'évacuation par voies ferrées et où aboutissent-elles?

48. De qui dépendent les gares, les hôpitaux d'éva-

cuation, les stations d'étapes de guerre et les
infirmeries de gare?

49. Quels sont les moyens dont on dispose pour
transporter les malades sur routes?

50. Parlez des voitures d'ambulance.

51. Quels sont les deux principes fondamentaux de
toute évacuation?

52. A qui est confiée l'installation des brancards
et l'installation des voitures?

53. Quelles sont, pratiquement, les seules voitures
dont dispose l'hôpital de campagne?

54. Comment improvisera-t-on une voiture pour
le transport des blessés?

55. Quel est le système de suspension pour voitures dont disposent les hôpitaux d'évacuation?

56. Et si ces appareils viennent à manquer?

57. Comment improvisera-t-on le drapeau de la
Convention de Genève?

58. Comment le médecin d'un poste de secours re-
médiera-t-il à l'insuffisance de pansements
aseptiques?

59. Comment immobilisera-t-on un blessé pour
une fracture de la hanche?

60. Pour une fracture de la jambe?

61. Pour une fracture du membre supérieur?

62. Quelles sont les conditions que doit réunir un bon brancard?
63. De quoi se compose-t-il?
64. Que prendra-t-on comme moyens d'attache?
65. Avec quoi confectionnera-t-on le plein?
66. Quels sont les objets qui pourront servir de coussin?
67. Pourquoi la civière à fumier devra-t-elle être rejetée?
68. Qu'entend-on par cacolet?
69. Et par litière?
70. Qu'est-ce que le brancard-hamac pour troupes de montagnes (système Donion) et à quels inconvénients remédie-t-il?
71. Parlez de l'évacuation par eau.
72. L'assainissement du champ de bataille est-il important, par qui et à quel moment devra-t-il être fait?
73. Qu'est-ce que la plaque d'identité?
74. Où placera-t-on le cimetière et quels terrains choisira-t-on?
75. Comment procédera-t-on à l'inhumation?
76. Que plantera-t-on sur le sol?
77. Où seront inhumés les officiers?
78. Comment fera-t-on disparaître les animaux?
79. Que désinfectera-t-on avec soin?

TROISIÈME PARTIE

Zone de l'intérieur. — Service des Infirmières.

80. Arrivés au terme de leur voyage, par qui les blessés seront-ils reçus et où seront-ils envoyés?
81. Parlez des hôpitaux auxiliaires.
82. Comment sont-ils classés et pourra-t-on en installer d'autres en cas d'urgence?
83. Quels locaux choisira-t-on de préférence pour les hôpitaux auxiliaires improvisés?
84. Pourquoi les édifices élevés seront-ils évités?
85. Que fera le médecin-chef avant de fixer son choix sur un établissement?
86. Comment pourra-t-on filtrer l'eau?
87. Quel est, en somme, le meilleur moyen de purifier l'eau?
88. Quels sont les divers locaux nécessaires à l'organisation matérielle de l'hôpital improvisé?
89. Que placera-t-on dans le centre?
90. Et un peu à l'écart?
91. Où sera située la cuisine?
92. La contenance d'un hôpital doit-elle être calculée comme celle d'une ambulance?

93. Combien doit-on assurer de mètres cubes d'air
·par malade dans un hôpital?

94. De quoi se sert-on en cas d'insuffisance de local?

95. Par quoi est indiquée la neutralité de l'établissement?

96. Comment assainira-t-on les locaux?

97. De quoi faut-il s'occuper en premier lieu?

98. Comment la salle d'opération devra-t-elle être
éclairée?

99. Où sera placé le lit d'opération?

100. Quelle précaution de propreté prendra-t-on?

101. Parlez du mobilier et des conditions nécessaires d'une bonne table d'opération.

102. Ne faut-il pas encore d'autres tables, et où les
placera-t-on? Qu'y mettra-t-on?

103. A quoi servira la quatrième table?

104. Que mettra-t-on en réserve sur la cinquième?

105. Où mettra-t-on les cuvettes pour l'asepsie du
chirurgien et de ses aides?

106. Où sont enfermés les instruments?

107. Quel est le rôle de l'ambulancière chargée des
instruments?

108. Qu'emploiera-t-on à défaut d'autoclave et d'é-
tuve sèche?

109. De quoi se compose le mobilier d'une salle de malades?

110. Si les lits viennent à manquer, comment en improvisera-t-on?

111. Comment improvisera-t-on des paillasses, des matelas, des traversins?

112. Où sera placée la pharmacie, et quel y sera le rôle de l'ambulancière?

113. Parlez de la lingerie.

114. Parlez de la cuisine.

115. Parlez de la buanderie.

116. Quels sont, dans un hôpital auxiliaire, les divers registres exigés par les règlements?

117. Dites ce qu'est le cahier de visite, et quelle en est l'importance?

118. Que fait-on quand un malade arrive dans une salle?

119. Que porte le billet fixé au lit du malade?

120. La composition et le fonctionnement des différents services sont-ils toujours les mêmes?

121. Sous quelle direction est placée la surveillante générale?

122. Qui dirige-t-elle à son tour?

123. Quelles sont les deux catégories de dames ambulancières?

124. Où sont formées celles qui se destinent au soin des malades, et quel titre reçoivent-elles?

125. Que font celles dont l'engagement ne comporte pas le diplôme?

126. Quelles sont les personnes placées sous les ordres de l'ambulancière chef?

127. Quelles sont les ambulancières qui viennent ensuite?

128. Que fera l'ambulancière avant, pendant et après la visite?

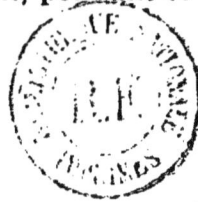

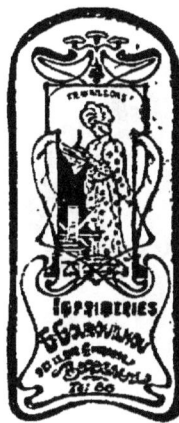

IMPRIMERIES
F. GUY ET NAVARRE
10 II RUE E
BESSANES
VIGO

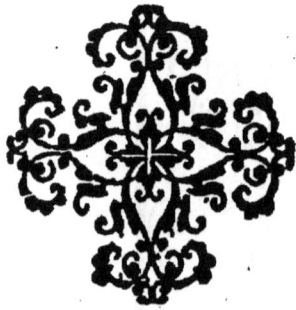

www.ingramcontent.com/pod-product-compliance
Lightning Source LLC
Chambersburg PA
CBHW050558210326
41521CB00008B/1018